Krankenpfleger

in

Palliativpflege

Der vollständige Leitfaden

ALEXANDRE CAREWELL

Inhaltsverzeichnis

Kapitel 1

Einführung in die Palliativmedizin

Definitionen und grundlegende Konzepte

Ursprung und Entwicklung des Begriffs "Palliativ".

Der Begriff "palliativ" hat seinen Ursprung im lateinischen "pallium", was "Mantel" oder "Schleier" bedeutet. Durch seine sprachliche Entwicklung hat das Wort eine breitere Bedeutung in der Medizin erlangt und bezieht sich auf einen Pflegeansatz, der darauf abzielt, die Symptome und das Leiden einer Krankheit zu lindern, ohne jedoch eine vollständige Heilung anzustreben.

Die Verwendung des Begriffs "palliativ" im medizinischen Kontext geht bis in die Antike zurück, als griechische und römische Ärzte bereits die Notwendigkeit der Schmerzlinderung und Symptomlinderung für Patienten im fortgeschrittenen Stadium einer unheilbaren Krankheit erkannten. Jahrhundert gewann das Konzept der Palliativmedizin jedoch an Bedeutung und Anerkennung.
Eine der wichtigsten Pioniere in der Entwicklung der modernen Hospiz- und Palliativmedizin ist Dame Cicely Saunders. Die britische Ärztin und Sozialarbeiterin gründete 1967 das erste moderne Hospiz, das St. Christopher's Hospice in London. Saunders war eine der ersten, die den ganzheitlichen Ansatz der Palliativmedizin formalisierte und dabei den Schwerpunkt auf Schmerzmanagement, emotionale Unterstützung, offene Kommunikation und die Achtung der Würde des Patienten legte.

Im Laufe der Jahrzehnte hat sich das Konzept der Palliativmedizin weiterentwickelt und umfasst nun Aspekte wie patientenzentrierte Kommunikation, gemeinsame Entscheidungsfindung und Betreuung am Lebensende. Die Palliativmedizin hat auch ihren Anwendungsbereich erweitert und betrifft nicht nur Krebspatienten im fortgeschrittenen Stadium, sondern auch Patienten mit chronisch-progressiven Erkrankungen und verschiedenen terminalen Erkrankungen.
Heute ist die Palliativmedizin zu einem wesentlichen Bestandteil des Gesundheitswesens geworden, da zunehmend erkannt wird, wie wichtig es ist, den Patienten auch am Lebensende eine optimale Lebensqualität zu bieten. Die Palliativmedizin ist darauf ausgerichtet, die physischen, psychologischen, sozialen und spirituellen Bedürfnisse der Patienten und ihrer Familien zu erfüllen, und sie entwickelt sich ständig weiter, um sich dem medizinischen Fortschritt und den sich ändernden Erwartungen der Gesellschaft anzupassen.

Der Übergang von der kurativen zur palliativen Versorgung

Der Übergang von der kurativen zur palliativen Versorgung ist ein entscheidender Moment in der medizinischen Entwicklung eines Patienten mit einer unheilbaren oder tödlich verlaufenden Krankheit. Dieser Übergang markiert einen Paradigmenwechsel von einem auf Heilung ausgerichteten Ansatz hin zu einem Ansatz, der sich auf die Linderung von Symptomen, die Lebensqualität und das emotionale Wohlbefinden des Patienten konzentriert.

Die kurative Versorgung konzentriert sich auf das Erreichen einer vollständigen Heilung oder Remission der Krankheit. Häufig werden aggressive Behandlungen wie Operationen, Chemotherapie und Bestrahlung durchgeführt, um die zugrunde liegende Krankheit zu bekämpfen. Es kann jedoch vorkommen, dass die Krankheit trotz dieser Behandlungen fortschreitet oder dass die Behandlungsmöglichkeiten nicht mehr wirksam sind.

In diesem Stadium erfolgt der Übergang zur Palliativmedizin. Wenn die Aussicht auf Heilung schwindet, übernimmt die Palliativmedizin die Aufgabe, dem Patienten eine umfassende Unterstützung zu bieten. Der Schwerpunkt liegt auf der Behandlung von Symptomen, der Vermeidung von Schmerzen und Unwohlsein und der Verbesserung der Lebensqualität. Die Palliativpflege zielt darauf ab, die physischen, psychologischen, sozialen und spirituellen Bedürfnisse des Patienten und seiner Familie zu erfüllen.

Der Übergang zur Palliativmedizin erfordert eine offene und ehrliche Kommunikation zwischen dem medizinischen Team, dem Patienten und seiner Familie. Der Patient muss auf verständliche Weise über den Verlauf seiner Krankheit und die verfügbaren Behandlungsmöglichkeiten informiert werden. Dies ermöglicht dem Patienten, informierte Entscheidungen über seine zukünftige Versorgung zu treffen.

Dieser Übergang kann für den Patienten und seine Familie eine emotional belastende Zeit sein. Er kann Gefühle von Angst, Wut und Traurigkeit auslösen und Sorgen über das Lebensende hervorrufen. Daher spielen palliativmedizinische Fachkräfte eine wichtige Rolle, indem sie emotionale Unterstützung anbieten, Fragen beantworten und den Patienten helfen, die Vorteile der Palliativmedizin zu verstehen.

Letztendlich verkörpert der Übergang von der kurativen zur palliativen Versorgung den Übergang zu einem Versorgungsansatz, der sich auf die Lebensqualität, die Linderung von Symptomen und die Achtung der Werte und Entscheidungen des Patienten konzentriert. Dieser Schritt markiert den Übergang zu einer Zeit, in der der Komfort, die Würde und das Wohlbefinden des Patienten im Mittelpunkt der medizinischen Versorgung stehen.

Die verschiedenen Interpretationen von Palliativmedizin

Aufgrund ihrer ganzheitlichen Natur und ihres patientenzentrierten Ansatzes kann die Palliativmedizin auf unterschiedliche Weise interpretiert werden, je nach kultureller, sozialer und individueller Perspektive. Diese unterschiedlichen Interpretationen spiegeln die Komplexität der Bedürfnisse und Werte jedes einzelnen Patienten wider, sowie die kulturellen und ethischen Einflüsse, die das Verständnis von Palliativmedizin auf der ganzen Welt prägen.

- **Linderung von Schmerzen und Leiden:** Für viele Menschen ist Palliativmedizin in erster Linie mit der Linderung von körperlichen Schmerzen und emotionalem Leiden bei Patienten im Endstadium oder mit unheilbaren Krankheiten verbunden. Diese Interpretation betont die Wichtigkeit, dem Patienten maximalen Komfort zu bieten und gleichzeitig seine Entscheidungen und seine Würde zu respektieren.
- **Verbesserung der Lebensqualität:** Einige sehen die Palliativmedizin als ein Mittel zur Verbesserung der Lebensqualität von Patienten am Lebensende, indem sie sich bemühen, die Nebenwirkungen der Behandlung zu minimieren, Symptome zu verhindern und zu bewältigen und einen ganzheitlichen Ansatz zu fördern, der körperliche, emotionale und soziale Aspekte berücksichtigt.
- **Ganzheitlicher Ansatz für das Wohlbefinden:** Eine umfassendere Interpretation der Palliativmedizin umfasst das Konzept des ganzheitlichen Wohlbefindens des Patienten, das die Behandlung von Symptomen, psychologische Unterstützung, die Beachtung spiritueller Bedürfnisse und die Verbesserung der familiären Beziehungen einschließt. Diese Interpretation erkennt die Bedeutung einer ganzheitlichen Behandlung des Patienten an, die über die Krankheit hinausgeht.
- **Übergang von der kurativen Behandlung :** Palliativmedizin kann auch als ein natürlicher Übergang von intensiven kurativen Behandlungen zu einem sanfteren, patientenzentrierten Ansatz gesehen werden.

Dies kann einen allmählichen Übergang von aggressiven medizinischen Eingriffen zu einer Pflege bedeuten, die hauptsächlich darauf ausgerichtet ist, Komfort zu bieten und die Lebensqualität zu sichern.

- **Respekt vor Werten und Entscheidungen:** Eine ethische Interpretation der Palliativmedizin betont den absoluten Respekt vor den Werten und Entscheidungen des Patienten. Sie zielt darauf ab, die Wünsche des Patienten am Lebensende zu erfüllen, sei es die Ablehnung aggressiver Behandlungen oder das Streben nach einem friedlichen und komfortablen Lebensende.
- **Unterstützung für Familien:** Palliativmedizin umfasst auch die Unterstützung von Familien und Angehörigen, in Anerkennung der emotionalen Auswirkungen der Krankheit im Endstadium auf das gesamte Umfeld des Patienten.

Diese unterschiedlichen Interpretationen zeigen die Vielfalt der Perspektiven auf die Palliativmedizin und unterstreichen gleichzeitig ihre anpassungsfähige und flexible Natur, um den spezifischen Bedürfnissen jedes Einzelnen und seiner Familie gerecht zu werden. Diese Vielfalt spiegelt auch die Komplexität der ethischen, kulturellen und psychologischen Herausforderungen wider, die das Lebensende und die Betreuung von Patienten in der letzten Lebensphase umgeben.

Philosophie und Ziele der Palliativmedizin

Linderung von Leiden statt Heilung
Eines der Grundprinzipien der Palliativmedizin ist, dass das Hauptziel nicht die Heilung der zugrunde liegenden Krankheit ist, sondern vielmehr die Linderung von Leiden und die Verbesserung der Lebensqualität von Patienten im fortgeschrittenen Stadium oder am Lebensende. Dieser Ansatz basiert auf der Erkenntnis, dass in einigen Fällen eine vollständige Heilung nicht möglich ist und dass der Patient mit einzigartigen körperlichen, emotionalen und spirituellen Herausforderungen konfrontiert ist.
Die Palliativmedizin nimmt eine umfassende und ganzheitliche Perspektive des Patienten ein. Anstatt sich auf die Beseitigung der Krankheit zu konzentrieren, konzentriert sich die Palliativmedizin auf die Behandlung von Symptomen, die Linderung von Schmerzen, die Vermeidung von Beschwerden

und die Verbesserung der Lebensqualität. Dieser Ansatz zielt darauf ab, dem Patienten ein möglichst komfortables und aktives Leben zu ermöglichen, wobei seine Wünsche und Entscheidungen in Bezug auf die Behandlung und das Lebensende respektiert werden.

Der Grundgedanke hinter diesem Ansatz ist, dass jeder Patient einzigartig ist, mit individuellen Bedürfnissen und eigenen Werten. Daher arbeitet das Palliativteam mit dem Patienten und seiner Familie zusammen, um einen individuellen Pflegeplan zu entwickeln, der den besonderen Bedürfnissen jedes Einzelnen gerecht wird. Dies beinhaltet offene Gespräche über die Ziele der Versorgung, die Behandlungsmöglichkeiten und die persönlichen Vorlieben.

Die Linderung von Leiden in der Palliativmedizin umfasst nicht nur die Behandlung von körperlichen Schmerzen, sondern auch die Berücksichtigung der emotionalen, sozialen und spirituellen Aspekte des Leidens. Patienten am Lebensende können Gefühle der Angst, Furcht, Traurigkeit und des Kontrollverlustes erleben. Die Palliativmedizin zielt darauf ab, emotionale und psychologische Unterstützung zu bieten und Gespräche über wichtige Themen wie Wünsche am Lebensende und Komfortpflege zu erleichtern.

Dieser Ansatz, der sich auf die Linderung von Leiden konzentriert, kann einen bedeutenden Einfluss auf die Lebensqualität des Patienten und seine Erfahrungen am Lebensende haben. Er ermöglicht es den Patienten, sich auf das zu konzentrieren, was für sie wichtig ist, wertvolle Erinnerungen mit ihren Angehörigen zu schaffen und jeden Tag mit Würde und Respekt zu leben. Durch die Betonung von Mitgefühl, Empathie und Zuhören würdigt die Palliativmedizin den Wert eines jeden Lebens, selbst wenn eine vollständige Genesung keine realistische Option mehr ist.

Der ganzheitliche Ansatz für Patienten am Lebensende

Der ganzheitliche Ansatz ist das Herzstück der Palliativmedizin und leitet die Betreuung von Patienten am Lebensende in einer Weise, die ihre komplexe und multidimensionale Natur erkennt und ihr gerecht wird. Dieser Ansatz betrachtet den Patienten als ganzheitliches Wesen, das die physischen, psychologischen, sozialen und spirituellen Aspekte seiner Existenz einschließt. Er zielt auf eine umfassende Unterstützung ab, die über die reine medizinische Behandlung hinausgeht und den Patienten die

Möglichkeit bietet, ihre letzten Tage in Würde, Komfort und Respekt zu verbringen.

- **Körperlicher Aspekt:** Der ganzheitliche Ansatz berücksichtigt die körperlichen Bedürfnisse des Patienten am Lebensende. Dies umfasst die Schmerzbehandlung, die Vorbeugung und Behandlung von Symptomen wie Müdigkeit, Übelkeit und Dyspnoe (Atemnot). Die Palliativmedizin konzentriert sich auf die Aufrechterhaltung eines optimalen Komfortniveaus für den Patienten, die Anpassung der Behandlungen zur Minimierung von Nebenwirkungen und die Förderung des körperlichen Wohlbefindens.
- **Psychologischer Aspekt:** Patienten am Lebensende können mit emotionalen Herausforderungen wie Angst, Depression, Furcht und Kontrollverlust konfrontiert sein. Der ganzheitliche Ansatz zielt darauf ab, psychologische und emotionale Unterstützung zu bieten, indem er einen sicheren Raum für die Äußerung von Gefühlen und Sorgen bereitstellt. Palliativmedizinische Fachkräfte sind darin geschult, mitfühlend zuzuhören, Unterstützung anzubieten und den Patienten zu helfen, mit ihren Emotionen umzugehen.
- **Sozialer Aspekt:** Die sozialen und familiären Beziehungen spielen eine wesentliche Rolle im Leben von Patienten am Lebensende. Der ganzheitliche Ansatz bezieht die Familie und die Angehörigen in die Betreuung des Patienten mit ein, indem er Unterstützung bei der Aufrechterhaltung sinnvoller Bindungen bietet und die Kommunikation zwischen den Familienmitgliedern erleichtert. Die Palliativmedizin erkennt die Bedeutung des sozialen Unterstützungsnetzwerks des Patienten an und bemüht sich, dieses zu stärken.
- **Spiritueller Aspekt:** Die spirituelle Dimension kann für viele Patienten am Lebensende von großer Bedeutung sein, unabhängig davon, ob sie einen religiösen Glauben haben oder nicht. Die Palliativmedizin respektiert die spirituelle Dimension des Patienten, indem sie Zeiten der Reflexion, des Gebets oder der Meditation entsprechend den individuellen Vorlieben und Überzeugungen anbietet. Diese Dimension trägt dazu bei, den Patienten am Lebensende Sinn und Ruhe zu geben.

Der ganzheitliche Ansatz für Patienten am Lebensende ist das Wesen der Palliativmedizin und spiegelt die Anerkennung der

Komplexität eines jeden Menschen und seiner unterschiedlichen Bedürfnisse wider. Indem sie auf die physischen, psychologischen, sozialen und spirituellen Aspekte des Patienten eingeht, zielt die Palliativmedizin darauf ab, die Lebensqualität zu verbessern, das Leiden zu verringern und die Würde und den Wert jedes Menschen in dieser heiklen Phase seines Lebens zu würdigen.

Erhaltung der Lebensqualität und Würde
Die Erhaltung der Lebensqualität und der Würde ist einer der Eckpfeiler der Palliativmedizin. Wenn eine vollständige Genesung keine realistische Option mehr ist, konzentriert sich die Palliativmedizin auf die Schaffung einer Umgebung, in der Patienten am Lebensende ihre verbleibenden Tage mit Komfort, Respekt und optimaler Lebensqualität verbringen können, während ihre Würde und Autonomie gewahrt bleiben.

- **Symptommanagement:** Schmerzhafte und unangenehme Symptome sind bei Patienten am Lebensende häufig. Die Palliativmedizin bemüht sich darum, diese Symptome zu erkennen, zu bewerten und effektiv zu behandeln, um das körperliche Wohlbefinden des Patienten zu verbessern. Dies kann den Einsatz von Medikamenten, ergänzenden Therapien und Schmerzbewältigungstechniken beinhalten, um eine maximale Linderung zu erreichen.
- **Erhalt der Autonomie:** Patienten am Lebensende können mit fortschreitender Krankheit einen Verlust der Kontrolle über ihr Leben erleben. Die Palliativmedizin legt großen Wert auf die Wahrung der Autonomie des Patienten. Das Gesundheitspersonal arbeitet eng mit dem Patienten zusammen, um seine Behandlungswünsche zu ermitteln, ihm die Möglichkeit zu geben, informierte Entscheidungen über seine Versorgung zu treffen und seine persönlichen Entscheidungen zu respektieren.
- **Individuelle Pflegeplanung:** Der individualisierte Ansatz in der Palliativmedizin bedeutet, dass jeder Patient einen Pflegeplan erhält, der auf seine spezifischen Bedürfnisse zugeschnitten ist. Die Fachkräfte der Palliativmedizin arbeiten mit dem Patienten und seiner Familie zusammen, um einen Pflegeplan zu erstellen, der die Wünsche des Patienten, die Behandlungspräferenzen und die allgemeinen Bedürfnisse berücksichtigt.
- **Emotionale und psychologische Unterstützung:** Patienten am Lebensende können ein komplexes

Spektrum an Emotionen erleben, das von Angst über Wut bis hin zu Traurigkeit reicht. Die Palliativmedizin bietet emotionale und psychologische Unterstützung an, um den Patienten zu helfen, mit diesen Gefühlen umzugehen, ihre Sorgen zu äußern und Wege zu finden, trotz der Umstände mit einer positiven Perspektive zu leben.

- **Aufrechterhaltung familiärer Beziehungen:** Das Lebensende kann eine Zeit sein, in der die familiären Beziehungen auf die Probe gestellt werden. Die Palliativmedizin fördert die offene Kommunikation zwischen dem Patienten, seiner Familie und seinen Angehörigen. Sie bietet Unterstützung, um sinnvolle Beziehungen aufrechtzuerhalten, Konflikte zu lindern und wertvolle Erinnerungen zu schaffen.

- **Achtung der Würde:** Die Würde des Patienten ist ein grundlegendes Prinzip der Palliativmedizin. Palliativmedizinische Fachkräfte erkennen den intrinsischen Wert jedes Einzelnen an und stellen sicher, dass der Patient zu jeder Zeit mit Respekt, Mitgefühl und Würde behandelt wird.

Kurz gesagt, die Erhaltung der Lebensqualität und der Würde steht im Mittelpunkt der Philosophie der Palliativmedizin. Durch die Bereitstellung einer umfassenden Unterstützung, die die körperlichen, emotionalen, sozialen und spirituellen Aspekte des Lebens des Patienten berücksichtigt, zielt die Palliativmedizin darauf ab, eine Umgebung zu schaffen, in der jeder Patient seine letzten Tage sinnvoll und komfortabel verbringen kann, während er seine Würde und Autonomie bewahrt.

Geschichte der Palliativmedizin

Die Pioniere der Palliativmedizin : Dame Cicely Saunders
Dame Cicely Saunders ist weithin als eine der wichtigsten Pionierinnen bei der Entwicklung und Förderung der modernen Palliativmedizin anerkannt. Ihre innovative Arbeit und ihre Leidenschaft für die Verbesserung der Lebensqualität von Patienten im fortgeschrittenen Stadium und am Lebensende legten den Grundstein für das, was heute zu einem wesentlichen und respektvollen Pflegeansatz geworden ist.
Cicely Saunders wurde am 22. Juni 1918 in England geboren und war sowohl Ärztin als auch Sozialarbeiterin. Sie begann ihre Karriere in der Krankenpflege und studierte dann im Alter von 33

Jahren Medizin. Während ihrer Arbeit als Medizinstudentin wurde sie von den Erfahrungen unheilbar kranker Patienten in einem Hospiz in London tief berührt.

Saunders war von dem Mangel an spezialisierter Pflege und Unterstützung für Patienten am Lebensende betroffen, was sie dazu veranlasste, eine Umgebung zu schaffen, in der die Patienten ihre letzten Tage in Würde und Komfort verbringen können. Im Jahr 1967 gründete sie das St. Christopher's Hospice, das erste moderne Hospiz in London. Es war eine innovative Einrichtung, die einen ganzheitlichen Ansatz in der Palliativpflege verfolgte.

Cicely Saunders' Ansatz zur Palliativmedizin war zutiefst menschlich und ganzheitlich. Sie glaubte fest an die Notwendigkeit, körperliche Schmerzen zu lindern, verstand aber auch, wie wichtig es ist, auf die emotionalen, psychologischen und spirituellen Bedürfnisse der Patienten einzugehen. Sie führte das Konzept des "totalen Schmerzes" ein, das alle Leiden im Zusammenhang mit einer unheilbaren Krankheit umfasst, einschließlich körperlicher Schmerzen, emotionaler Schmerzen, psychologischen Leidens und spiritueller Bedürfnisse.

Die Vision von Cicely Saunders hat auch zur Ausbildung von Gesundheitsfachkräften in der Palliativmedizin beigetragen, indem sie die Bedeutung des aufmerksamen Zuhörens, der offenen Kommunikation und des Einfühlungsvermögens gegenüber Patienten am Lebensende hervorhob. Sein Einfluss reichte weit über das Vereinigte Königreich hinaus und inspirierte die Gründung von Hospizen und Palliativprogrammen auf der ganzen Welt.

Dame Cicely Saunders hat ein bleibendes Vermächtnis im Bereich der Palliativmedizin hinterlassen. Ihr Engagement für die Verbesserung der Lebensqualität von Patienten am Lebensende, ihre Betonung von Würde, Respekt und einem ganzheitlichen Pflegeansatz haben die Art und Weise, wie Palliativmedizin heute betrieben wird, beeinflusst. Sie legte den Grundstein für einen patientenzentrierten Ansatz, der den Wert und die Bedeutung eines jeden Lebens, selbst in den schwierigsten Momenten, anerkennt.

Die Entwicklung der Palliativmedizin auf globaler Ebene

Die weltweite Entwicklung der Palliativmedizin spiegelt einen bedeutenden Wandel in der Art und Weise wider, wie die Gesellschaft mit dem Lebensende, Schmerzen und Leiden umgeht. Die Palliativmedizin hat historische Wurzeln, doch ihre

Entwicklung und offizielle Anerkennung als eigenständige medizinische Disziplin war in den letzten Jahrzehnten von bedeutenden Fortschritten geprägt.

In den frühen Phasen der Hospizbewegung legten Pioniere wie Dame Cicely Saunders den Grundstein für den modernen Ansatz, indem sie sich auf die Linderung von Leiden, die Schmerzbehandlung und die Lebensqualität unheilbar kranker Patienten konzentrierten. Das von Saunders gegründete St. Christopher's Hospice wurde zum Vorbild für viele andere Hospize auf der ganzen Welt.

Es hat jedoch einige Zeit gedauert, bis die Palliativmedizin vollständig anerkannt und in die Gesundheitssysteme integriert wurde. Im Laufe der Jahre hat die Palliativmedizin dank der Bemühungen von Aktivisten, Gesundheitsfachkräften und internationalen Organisationen an Sichtbarkeit und Bedeutung gewonnen. Hier einige Meilensteine in der weltweiten Entwicklung der Palliativmedizin:

- **1970-1980: Expansion von Hospizen und Palliativpflegeprogrammen**
  In den 1970er und 1980er Jahren wuchs die Zahl der Hospize und Palliativprogramme weltweit rapide an, was größtenteils auf die zunehmende Erkenntnis zurückzuführen war, dass es wichtig ist, Patienten am Lebensende ganzheitlich zu behandeln.
- **1990er Jahre: Schulung und Ausbildung von Gesundheitsfachkräften**
  In den 1990er Jahren wurden Schulungs- und Ausbildungsprogramme in Palliativmedizin für Gesundheitsfachkräfte entwickelt. Dies trug dazu bei, die Qualität der Palliativversorgung zu erhöhen und eine neue Generation von spezialisierten Fachkräften auszubilden.
- **2000: Internationale Anerkennung**
  In den frühen 2000er Jahren erkannte die Weltgesundheitsorganisation (WHO) die Palliativmedizin als einen wesentlichen Bestandteil der Gesundheitsversorgung an. Dies führte zu einer stärkeren Integration der Palliativmedizin in die nationale und internationale Gesundheitspolitik.
- **Die Jahre 2010 und darüber hinaus: Erweiterung der Anwendungsbereiche**
  Im letzten Jahrzehnt hat die Palliativmedizin ihren Anwendungsbereich erweitert und umfasst nun nicht nur Krebspatienten im Endstadium, sondern auch Patienten

mit chronisch-progredienten Erkrankungen, Herzkrankheiten, Demenz und anderen Erkrankungen. Auch die pädiatrische Palliativversorgung hat an Bedeutung gewonnen.

- **Integration in die Gesundheitssysteme**
  Immer mehr Länder integrieren die Palliativmedizin in ihre Gesundheitssysteme und bieten Patienten und Familien einen breiteren Zugang zur Palliativmedizin. Multidisziplinäre Palliativteams arbeiten mit medizinischen Teams zusammen, um eine umfassende Unterstützung zu bieten.

Die weltweite Entwicklung der Palliativmedizin zeigt eine zunehmende Anerkennung der Bedeutung, die der Erhaltung der Würde, der Lebensqualität und des Komforts von Patienten am Lebensende zukommt. Die Palliativmedizin wird nun als ein wesentlicher Bestandteil der Gesundheitsversorgung angesehen, mit kontinuierlichen Fortschritten in Forschung, Ausbildung und Integration in die nationalen Gesundheitssysteme.

Anerkennung und Legitimität der Palliativmedizin

Die Anerkennung und Legitimität der Palliativmedizin hat sich im Laufe der Jahre erheblich gewandelt, von einem marginalen Ansatz zu einer wesentlichen medizinischen Disziplin, die weltweit in die Gesundheitssysteme integriert ist. Diese Entwicklung spiegelt das wachsende Bewusstsein für die Bedeutung der Erhaltung der Würde, der Lebensqualität und des Wohlbefindens von Patienten in der letzten Phase ihres Lebens und am Lebensende wider.

- **Von der Marginalisierung zur Anerkennung:** Anfangs wurde die Palliativmedizin oft als alternativer und mar ginaler Ansatz zu aggressiven kurativen Behandlungen angesehen. Dank der Bemühungen von Pionieren wie Dame Cicely Saunders und der Demonstration der Wirksamkeit der Palliativmedizin bei der Linderung von Schmerzen und Leiden gewann die Palliativmedizin jedoch zunehmend an Anerkennung.
- **Integration in das Gesundheitssystem: In** den letzten Jahrzehnten hat die Palliativmedizin an Legitimität gewonnen, indem sie schrittweise in die nationalen Gesundheitssysteme integriert wurde.

18

Gesundheitsorganisationen und Regierungen haben erkannt, dass Palliativmedizin ein ergänzender und wesentlicher Ansatz zur kurativen Behandlung ist, der Patienten am Lebensende eine umfassende Unterstützung bietet.

- **Anerkennung durch die Weltgesundheitsorganisation (WHO):** Im Jahr 2002 veröffentlichte die WHO ihren Bericht über Palliativmedizin und erkannte deren Bedeutung als lebenswichtige Komponente der Gesundheitsversorgung an. Diese internationale Anerkennung hat dazu beigetragen, die Position der Palliativmedizin im medizinischen Bereich zu stärken und die Regierungen zu ermutigen, die Palliativmedizin in ihre Gesundheitspolitik zu integrieren.

- **Ausbildung und Bildung:** Die Legitimität der Palliativmedizin wurde auch durch die Entwicklung von Ausbildungs- und Bildungsprogrammen für medizinisches Fachpersonal gestärkt. Universitäten und medizinische Einrichtungen bieten nun spezialisierte Programme in Palliativmedizin an und bilden so eine neue Generation von kompetenten Praktikern aus.

- **Forschung und Evidenz:** Die Forschung in der Palliativmedizin hat dazu beigetragen, eine solide Grundlage für die Legitimität dieses Ansatzes zu schaffen. Klinische Studien und Untersuchungen zu den Auswirkungen der Palliativmedizin auf die Lebensqualität, die Schmerzbehandlung und die Patientenzufriedenheit haben ihre Glaubwürdigkeit gestärkt.

- **Unterstützung durch Patienten und Familien:** Die positiven Erfahrungen von Patienten und ihren Familien, die eine qualitativ hochwertige Palliativversorgung erhalten haben, spielten eine wichtige Rolle bei der Anerkennung und Legitimität dieser Versorgung. Die positiven Erfahrungsberichte und Rückmeldungen zeigten den positiven Einfluss der Palliativmedizin auf das Leben von Patienten am Lebensende.

Die zunehmende Anerkennung und Legitimität der Palliativmedizin zeugt von ihrer Bedeutung als wichtiger medizinischer Ansatz. Die Palliativmedizin hat sich zu einer multidisziplinären Disziplin entwickelt, die in die Gesundheitssysteme integriert ist und die körperlichen, emotionalen, sozialen und spirituellen Bedürfnisse von Patienten am Lebensende und ihren Familien erfüllt.

19

Die Stellung der Palliativmedizin im medizinischen Bereich

Ergänzung der Palliativmedizin durch kurative Behandlungen

Palliativmedizin und kurative Behandlungen sind zwei unterschiedliche Ansätze in der medizinischen Versorgung, die sich jedoch ergänzen und in einer Weise zusammenwirken können, die für Patienten mit schweren oder unheilbaren Krankheiten von Vorteil ist. Während kurative Behandlungen darauf abzielen, die zugrunde liegende Krankheit zu bekämpfen, konzentriert sich die Palliativmedizin auf die Linderung von Schmerzen und Leiden sowie auf die Verbesserung der Lebensqualität. Die Komplementarität dieser beiden Ansätze kann eine umfassende und ganzheitliche Betreuung für die Patienten bieten.

- **Unterschiedliche Ziele, globale Kohärenz:** Kurative Behandlungen zielen auf die Ausrottung der Krankheit ab, während sich die Palliativmedizin auf die Behandlung von Symptomen und die Verbesserung der Lebensqualität konzentriert, auch wenn eine vollständige Heilung nicht möglich ist. Beide Ansätze können in Kohärenz koexistieren, wobei die kurative Behandlung fortgesetzt werden kann, während die palliative Versorgung zur Verbesserung des Patientenkomforts integriert wird.
- **Nebenwirkungsmanagement:** Kurative Behandlungen wie Chemotherapie und Strahlentherapie können häufig unerwünschte Nebenwirkungen wie Übelkeit, Müdigkeit und Appetitlosigkeit verursachen. Die Palliativmedizin kann eine wesentliche Rolle bei der Bewältigung dieser Nebenwirkungen spielen, indem sie sicherstellt, dass der Patient die Behandlung tolerieren und eine optimale Lebensqualität aufrechterhalten kann.
- **Schrittweiser Übergang:** Wenn die Krankheit fortschreitet und die kurativen Behandlungsmöglichkeiten weniger wirksam werden, kann die Palliativmedizin schrittweise eingeführt werden, um dem Patienten zu helfen, einen sanften Übergang von einem Ansatz der Heilung zu einem Ansatz, der sich auf Komfort und Lebensqualität konzentriert, zu erreichen.
- **Emotionale Unterstützung:** Kurative Behandlungen können für Patienten und ihre Familien emotional sehr

belastend sein. Die Palliativmedizin bietet emotionale und psychologische Unterstützung, um den Patienten zu helfen, mit den Ängsten, der Furcht und dem Stress umzugehen, die mit den Behandlungen und der Krankheit verbunden sind.

- **Ganzheitliche Betreuung:** Zusammen können Palliativmedizin und kurative Behandlungen eine ganzheitliche Betreuung des Patienten ermöglichen. Palliativmedizinische Fachkräfte arbeiten eng mit dem medizinischen Team zusammen, um sicherzustellen, dass die körperlichen, emotionalen und spirituellen Bedürfnisse des Patienten berücksichtigt werden.

- **Unterstützung für Angehörige:** Die Palliativmedizin bietet auch Unterstützung für Angehörige und Familien und hilft ihnen, sich durch die emotionalen und praktischen Herausforderungen zu navigieren, die mit der Krankheit und den Behandlungen verbunden sind.

Letztendlich kann die Ergänzung der kurativen Behandlungen durch die Palliativmedizin eine ganzheitlichere und patientenzentrierte Versorgung bieten. Dieser Ansatz erkennt die vielfältigen Bedürfnisse von Patienten mit schweren oder unheilbaren Krankheiten an und zielt darauf ab, ihre Lebensqualität zu verbessern und gleichzeitig ein Gleichgewicht zwischen der Behandlung der zugrunde liegenden Krankheit und der Linderung von Schmerzen und Leiden zu wahren.

Die Fortschritte der Palliativmedizin im Laufe der Zeit

Die Palliativmedizin hat im Laufe der Zeit bedeutende Fortschritte gemacht, die aus einer Kombination von medizinischem Fortschritt, klinischer Forschung, erhöhtem Bewusstsein und einem besseren Verständnis der Bedürfnisse von Patienten am Lebensende resultieren. Diese Fortschritte haben dazu beigetragen, dass sich die Palliativmedizin zu einer respektierten, anerkannten und weitgehend in die Gesundheitssysteme der Welt integrierten medizinischen Disziplin entwickelt hat.

- **Schmerz- und Symptommanagement:** Einer der bedeutendsten Fortschritte in der Palliativmedizin war die Entwicklung fortschrittlicher Techniken zur Schmerz- und Symptommanagement. Effektivere Medikamente, innovative Ansätze zur Schmerzbehandlung und ergänzende Therapien wurden entwickelt, um den Patienten eine optimale Linderung zu verschaffen.

- **Individualisierung von Pflegeplänen:** Mit der Betonung des ganzheitlichen Ansatzes hat sich die Palliativmedizin zu einer stärkeren Individualisierung von Pflegeplänen entwickelt. Palliativmedizinische Fachkräfte arbeiten eng mit den Patienten und ihren Familien zusammen, um individuelle Pflegepläne zu erstellen, die ihren spezifischen Bedürfnissen und Werten entsprechen.

- **Pädiatrische Palliativmedizin:** Ein bedeutender Fortschritt war die Anerkennung der Bedeutung der pädiatrischen Palliativmedizin für Kinder mit schweren und lebensbedrohlichen Erkrankungen. Die kindgerechte Palliativversorgung wurde zu einem eigenen Fachgebiet, das die einzigartigen Bedürfnisse junger Patienten und ihrer Familien berücksichtigt.

- **Forschung in der Palliativmedizin :** Die Forschung im Bereich der Palliativmedizin hat sich erheblich ausgeweitet und zu einem besseren Verständnis der Bedürfnisse der Patienten und zur Entwicklung von Best Practices beigetragen. Klinische Studien haben die Effektivität palliativmedizinischer Behandlungen und Interventionen evaluiert und Praktiker zu evidenzbasierten Ansätzen geführt.

- **Schulung und Ausbildung:** Die Einrichtung von spezialisierten Schulungs- und Ausbildungsprogrammen für Palliativmedizin hat dazu beigetragen, hochqualifizierte Gesundheitsfachkräfte in diesem Bereich auszubilden. Die multidisziplinäre Ausbildung hat die Kompetenzen der Palliativteams gestärkt und dazu beigetragen, eine qualitativ hochwertige Versorgung zu gewährleisten.

- **Integration in die Gesundheitssysteme:** Die zunehmende Integration der Palliativmedizin in die nationalen und regionalen Gesundheitssysteme ist ein großer Fortschritt. Immer mehr Länder erkennen die Palliativmedizin als einen wesentlichen Bestandteil der Gesundheitsversorgung an und integrieren sie in ihre Gesundheitspolitik.

- **Technologische Fortschritte:** Technologische Fortschritte haben auch zur Palliativmedizin beigetragen. Telecare, Anwendungen zur Überwachung von Symptomen und Online-Kommunikationstools erleichtern die Patientenbetreuung und den Zugang zur Palliativmedizin auch aus der Ferne.

Die ständige Weiterentwicklung der Palliativmedizin zeugt von der Fähigkeit, diese Disziplin an die sich ändernden Bedürfnisse der Patienten und den medizinischen Fortschritt anzupassen. Diese Fortschritte haben dazu beigetragen, die Lebensqualität von Patienten am Lebensende zu verbessern, das Bewusstsein für die Bedeutung der Palliativmedizin zu schärfen und sicherzustellen, dass Patienten die angemessenste und einfühlsamste Versorgung erhalten, die möglich ist.

Palliativmedizin als Grundrecht des Patienten
Die Palliativmedizin wird zunehmend nicht nur als ein wesentlicher medizinischer Ansatz, sondern auch als ein Grundrecht des Patienten am Lebensende anerkannt. Die Berücksichtigung der körperlichen, emotionalen, sozialen und spirituellen Bedürfnisse von Patienten in der Endphase ihres Lebens spiegelt eine ganzheitliche Sicht der Menschenwürde und der Achtung vor dem Leben wider und ist ein inhärentes Recht jedes Einzelnen.

- **Recht auf Würde und Komfort:** Patienten im Endstadium haben das Recht, ihre letzten Tage in Würde und Komfort zu verbringen. Palliativmedizin zielt darauf ab, Schmerzen und Symptome zu lindern, emotionale Unterstützung zu bieten und die Lebensqualität zu verbessern, um sicherzustellen, dass jeder Patient mit Respekt und Mitgefühl behandelt wird.
- **Recht auf Autonomie und Wahl:** Patienten haben das Recht, an den Entscheidungen über ihre Pflege und Behandlung teilzunehmen. Die Palliativmedizin betont das Prinzip der Patientenautonomie, indem sie umfassende Informationen über Behandlungsmöglichkeiten anbietet, persönliche Entscheidungen respektiert und den Patienten in die Planung seiner Versorgung einbezieht.
- **Recht auf Kommunikation und Information:** Patienten haben das Recht, **auf** verständliche Weise über ihren Gesundheitszustand, ihre Behandlungsmöglichkeiten und die Auswirkungen dieser Entscheidungen informiert zu werden. Palliativmedizinische Fachkräfte fördern eine offene und ehrliche Kommunikation, um Patienten in die Lage zu versetzen, informierte Entscheidungen zu treffen.
- **Recht auf Spiritualität und Glauben:** Die Palliativmedizin erkennt das Recht des Patienten an, seine Spiritualität und seinen Glauben, ob religiös oder nicht,

auszudrücken. Die Achtung der spirituellen Dimension des Patienten ist grundlegend für die Bereitstellung einer umfassenden und ganzheitlichen Unterstützung.

- **Recht auf Lebensqualität:** Jeder Patient hat das Recht auf ein Leben mit Lebensqualität, auch in der Endphase des Lebens. Die Palliativmedizin bemüht sich um die Verbesserung der Lebensqualität, indem sie die körperlichen, emotionalen, sozialen und spirituellen Bedürfnisse des Patienten berücksichtigt.
- **Recht auf persönliche Betreuung :** Patienten haben das Recht, eine Versorgung zu erhalten, die auf ihre individuellen Bedürfnisse und Vorlieben zugeschnitten ist. Die Palliativmedizin konzentriert sich auf die Erstellung personalisierter Versorgungspläne, die die Werte und Wünsche des Patienten berücksichtigen.
- **Recht auf Familie und Angehörige:** Patienten haben das Recht, während der letzten Lebensphase von ihren Angehörigen umgeben zu sein und familiäre Unterstützung zu erhalten. Die Palliativmedizin erkennt die Bedeutung sozialer und familiärer Unterstützung an und bezieht die Familien häufig in die Betreuung mit ein.

Die Anerkennung der Palliativmedizin als ein grundlegendes Patientenrecht spiegelt einen großen Fortschritt in der Art und Weise wider, wie die Gesellschaft das Lebensende betrachtet. Dieser Ansatz betont die Werte Mitgefühl, Respekt und Würde und stellt sicher, dass jeder Mensch seine letzten Tage nach seinen Vorlieben und Bedürfnissen verbringen kann, umgeben von einem Team von Gesundheitsexperten, die sich für eine mitfühlende und qualitativ hochwertige Versorgung einsetzen.

Die Bedeutung der Palliativmedizin in der Gesellschaft

Demografische Herausforderungen und Alterung der Bevölkerung

Der demographische Wandel, der durch eine alternde Bevölkerung gekennzeichnet ist, stellt die Palliativmedizin vor erhebliche Herausforderungen. Da die Lebenserwartung steigt und die Bevölkerung in vielen Teilen der Welt altert, ist es zwingend erforderlich, geeignete Ansätze zu entwickeln, um die wachsenden Bedürfnisse älterer Menschen in der letzten Lebensphase und am Lebensende zu unterstützen.

- **Alternde Bevölkerung:** Die steigende Lebenserwartung in Verbindung mit niedrigeren Geburtenraten führt zu einer Zunahme des Anteils älterer Menschen an der Bevölkerung. Dieser demographische Trend ist besonders in den Industrieländern zu beobachten und stellt eine Herausforderung für die Versorgung der besonderen Bedürfnisse dieser Bevölkerungsgruppe dar.
- **Komplexität der medizinischen Bedingungen:** Ältere Menschen haben oft eine Vielzahl chronischer und komplexer Gesundheitsprobleme, wie Herzerkrankungen, neurologische Erkrankungen und degenerative Erkrankungen. Die Behandlung dieser Erkrankungen im Endstadium erfordert einen multidisziplinären Ansatz und ein tiefgreifendes Verständnis der medizinischen Zusammenhänge.
- **Wachsender Bedarf an Palliativmedizin :** Die Alterung der Bevölkerung führt zu einem Anstieg der Anzahl von Menschen, die palliative Pflege benötigen. Die Ressourcen für Palliativmedizin müssen daher erweitert werden, um dem steigenden Bedarf gerecht zu werden.
- **Komplexität der sozialen und emotionalen Bedürfnisse :** Ältere Menschen in der Endphase ihres Lebens können mit einzigartigen sozialen und emotionalen Herausforderungen konfrontiert sein, wie Isolation, Einsamkeit und Sorge um ihre Angehörigen. Die Palliativmedizin muss diese Aspekte berücksichtigen, um eine ganzheitliche Unterstützung zu bieten.
- **Präferenzen am Lebensende:** Ältere Menschen können spezifische Präferenzen hinsichtlich ihrer Versorgung am Lebensende haben, insbesondere hinsichtlich des Ortes, an dem sie sterben möchten. Die Palliativversorgung muss in der Lage sein, diese Präferenzen zu respektieren und gleichzeitig eine qualitativ hochwertige Versorgung zu bieten.
- **Spezialisierte Ausbildung:** Die Angehörigen der Gesundheitsberufe müssen für die besonderen Bedürfnisse älterer Menschen in der Endphase ihres Lebens ausgebildet werden. Dies beinhaltet ein Verständnis der medizinischen Bedingungen, die mit dem Altern verbunden sind, und die Fähigkeit, mit älteren Patienten und ihren Familien zu kommunizieren.

- **Belastung der Familien:** Die Alterung der Bevölkerung kann auch die Belastung der Familien und Angehörigen erhöhen, die häufig die Pflege von älteren Menschen in der Endphase ihres Lebens übernehmen. Die Palliativversorgung muss die Unterstützung von Familien und pflegenden Angehörigen einschließen.

Die Reaktion auf die demographischen Herausforderungen und die Alterung der Bevölkerung erfordert einen proaktiven und durchdachten Ansatz in der Palliativversorgung. Es ist entscheidend, Strategien zu entwickeln, um zukünftige Bedürfnisse zu antizipieren, die Ressourcen für Palliativmedizin zu erweitern und Pflegesysteme zu etablieren, die die altersbedingten Besonderheiten bei der Betreuung von Patienten am Lebensende erkennen und berücksichtigen.

Reduzierung der medizinischen Kosten durch Palliativmedizin

Die Palliativmedizin spielt eine wichtige Rolle bei der Reduzierung der medizinischen Kosten, die mit aggressiven Behandlungen am Lebensende verbunden sind. Durch einen Ansatz, der sich auf Schmerzlinderung, Lebensqualität und Symptommanagement konzentriert, kann die Palliativmedizin dazu beitragen, die Kosten für unnötige oder unangemessene Behandlungen zu senken, während sie den Patienten und ihren Familien eine ganzheitliche Unterstützung bietet.

- **Vermeidung unnötiger Behandlungen:** Patienten im Endstadium, die nicht mehr von aggressiven Heilbehandlungen profitieren, können teuren und potenziell schädlichen medizinischen Eingriffen unterzogen werden. Die Palliativmedizin konzentriert sich auf eine Versorgung, die den Bedürfnissen und Wünschen des Patienten entspricht und unnötige und kostspielige Behandlungen vermeidet.
- **Reduzierung wiederholter Krankenhausaufenthalte :** Unheilbar kranke Patienten müssen oft mehrere kostspielige Krankenhausaufenthalte über sich ergehen lassen. Palliativpflege zu Hause oder in einem Hospiz kann die Symptome behandeln und medizinische und emotionale Unterstützung bieten.
- **Optimierung des Ressourceneinsatzes:** Die Palliativmedizin nutzt die Ressourcen auf effiziente Weise, indem sie die Maßnahmen auf das ausrichtet, was für den

Patienten am wichtigsten ist. Dadurch wird die Nutzung von Krankenhausbetten, medizinischem Personal und Geräten optimiert.

- **Besseres Schmerzmanagement:** Ein effektives Schmerz- und Symptommanagement reduziert den Bedarf an kostspieligen medizinischen Interventionen zur Behandlung der Nebenwirkungen aggressiver Behandlungen.
- **Weniger Behandlungen in der Endphase:** Aggressive Heilbehandlungen in der Endphase des Lebens bieten möglicherweise keinen signifikanten Nutzen und können hohe Kosten verursachen. Palliativmedizin konzentriert sich auf die Bedürfnisse des Patienten und kann die Abhängigkeit von unwirksamen Behandlungen verringern.
- **Förderung der häuslichen Pflege:** Die häusliche Palliativpflege kann eine erschwingliche Alternative zu Krankenhausaufenthalten sein und bietet dem Patienten eine komfortable und vertraute Umgebung.
- **Verbesserung der Lebensqualität:** Durch die Verbesserung der Lebensqualität und die Verringerung von Schmerzen und Leiden können die Patienten eine positivere Erfahrung am Lebensende machen, was sich auch positiv auf die damit verbundenen Kosten für die geistige und emotionale Gesundheit auswirken kann.
- Frühzeitige Planung der **Versorgung:** Eine frühzeitige Planung der Palliativversorgung ermöglicht es den Patienten und ihren Familien, informierte Entscheidungen zu treffen und unnötige Ausgaben am Lebensende zu vermeiden.

Durch einen patientenzentrierten Ansatz mit Schwerpunkt auf Lebensqualität und effektivem Symptommanagement kann die Palliativmedizin nicht nur die Erfahrungen des Patienten am Lebensende verbessern, sondern auch zu erheblichen Einsparungen bei den medizinischen Kosten beitragen. Dieser ganzheitliche Ansatz fördert eine effizientere Nutzung der Ressourcen und bietet den Patienten eine mitfühlende Betreuung, die ihre Bedürfnisse und Wünsche respektiert.

Palliativmedizin im kulturellen und religiösen Kontext

Palliativmedizin muss die kulturelle und religiöse Vielfalt von Patienten am Lebensende berücksichtigen, indem sie die Bedeutung ihrer Überzeugungen, Werte und Praktiken für den Betreuungsprozess anerkennt. Die Berücksichtigung dieser kulturellen und religiösen Aspekte ist entscheidend für eine qualitativ hochwertige, respektvolle und auf die individuellen Bedürfnisse der Patienten und ihrer Familien zugeschnittene Versorgung.

- **Kulturelle Vielfalt:** Patienten am Lebensende kommen aus verschiedenen Kulturen, jede mit ihren eigenen Normen, Traditionen und Werten. Die Palliativmedizin muss für diese Vielfalt sensibel sein und die Pflegeansätze an die kulturellen Überzeugungen und spezifischen Praktiken anpassen.
- **Bedeutung der Kommunikation:** Das palliativmedizinische Fachpersonal sollte eine offene und respektvolle Kommunikation mit den Patienten und ihren Familien aufbauen, um deren kulturelle und religiöse Überzeugungen zu verstehen. Dies ermöglicht eine personalisierte Versorgung unter Berücksichtigung dieser Faktoren.
- **Bestattungspraktiken:** Die Bestattungspraktiken sind von Kultur zu Kultur unterschiedlich. Es ist wichtig, die Wünsche des Patienten und seiner Familie in Bezug auf die Bestattungsrituale und die Vorbereitungen nach dem Tod zu respektieren.
- **Spirituelle Rituale :** Die Palliativmedizin sollte Patienten und ihren Familien die Möglichkeit geben, ihre spirituellen Riten und Rituale in Übereinstimmung mit ihren religiösen Überzeugungen zu praktizieren.
- **Ernährung und diätetische Einschränkungen:** Bestimmte religiöse Überzeugungen erfordern Einschränkungen bei der Ernährung oder bestimmte Standards bei der Nahrungszubereitung. Die Palliativmedizin muss diese Ernährungsbedürfnisse respektieren und gleichzeitig Mahlzeiten bereitstellen, die mit den religiösen Vorschriften vereinbar sind.
- **Spirituelle Betreuung:** Die spirituellen und religiösen Bedürfnisse von Patienten am Lebensende müssen berücksichtigt werden. Die Palliativmedizin sollte spirituelle oder religiöse Unterstützung anbieten, je nach den Vorlieben des Patienten.
- **Familien und Gemeinschaften:** Palliativmedizin bezieht oft die Familie und die Gemeinschaft des Patienten mit ein. Es ist wichtig, die Familiendynamik und die kulturellen Rollen zu verstehen, um eine angemessene Unterstützung anbieten zu können.

- **Kulturelle und religiöse Bildung:** Gesundheitsfachkräfte in der Palliativmedizin müssen darin geschult werden, die kulturellen und religiösen Bedürfnisse der Patienten zu erkennen und zu respektieren. Sensibilisierung und Aufklärung sind entscheidend, um eine angemessene Versorgung zu gewährleisten.
- **Interdisziplinäre Zusammenarbeit:** Sozialarbeiter, Seelsorger und andere Fachleute können eine wichtige Rolle bei der Berücksichtigung der kulturellen und religiösen Aspekte der Palliativversorgung spielen. Interdisziplinäre Zusammenarbeit ist für eine umfassende Versorgung unerlässlich.

Palliativmedizin im kulturellen und religiösen Kontext erfordert einen flexiblen und respektvollen Ansatz, der die individuellen Bedürfnisse der Patienten und ihrer Familien anerkennt. Durch die Einbeziehung kultureller und religiöser Überzeugungen und Praktiken in die Planung der Versorgung kann die Palliativmedizin eine umfassende Betreuung bieten, die die Würde und Werte jedes einzelnen Patienten am Lebensende respektiert.

Kapitel 2

Grundlegende Prinzipien der Palliativmedizin

Ganzheitlicher und holistischer Ansatz für den Patienten

Berücksichtigung von physischen, psychologischen und sozialen Bedürfnissen

Die Palliativmedizin verfolgt einen ganzheitlichen Ansatz, der die vielfältigen und miteinander verbundenen Bedürfnisse von Patienten am Lebensende anerkennt. Dieser ganzheitliche Ansatz berücksichtigt die physischen, psychologischen und sozialen Bedürfnisse und zielt darauf ab, die Lebensqualität zu verbessern und den Patienten und ihren Familien eine umfassende Unterstützung zu bieten.

- **Körperliche Bedürfnisse:** Patienten am Lebensende können mit verschiedenen körperlichen Symptomen und Beschwerden wie Schmerzen, Müdigkeit, Übelkeit und Atemnot konfrontiert sein. Palliativmedizinische Fachkräfte beurteilen und behandeln diese Symptome effektiv, um das Leiden zu verringern und den Komfort des Patienten zu verbessern.
- **Psychologische Bedürfnisse:** Patienten am Lebensende können eine Reihe von Emotionen empfinden, darunter Angst, Furcht, Traurigkeit und Hilflosigkeit. Die Palliativmedizin bietet psychologische und emotionale Unterstützung, um den Patienten zu helfen, mit diesen Emotionen umzugehen und ihr psychisches Wohlbefinden zu verbessern.
- **Soziale Bedürfnisse:** Patienten am Lebensende können sich isoliert und einsam fühlen, und ihre sozialen Bedürfnisse müssen ebenfalls berücksichtigt werden. Die Palliativmedizin fördert die familiäre und soziale Unterstützung, erleichtert die Interaktion mit Freunden und Angehörigen und hilft den Patienten, ihre sozialen Bindungen aufrechtzuerhalten.
- **Spirituelle Unterstützung:** Für manche Patienten sind spirituelle und religiöse Bedürfnisse am Lebensende wichtig. Die Palliativmedizin erkennt diese Bedürfnisse an und bietet spirituelle oder religiöse Unterstützung entsprechend der Präferenzen des Patienten.
- **Lebensqualität:** Das ultimative Ziel der Palliativmedizin ist es, die Lebensqualität des Patienten zu verbessern. Dies bedeutet, die physischen, psychologischen und sozialen

Aspekte, die zur Lebensqualität beitragen, zu verstehen und an ihrer Optimierung zu arbeiten.

- **Persönlicher Ansatz:** Jeder Patient hat einzigartige Bedürfnisse. Die Fachkräfte der Palliativmedizin arbeiten mit den Patienten und ihren Familien zusammen, um individuelle Pflegepläne zu erstellen, die ihren besonderen Bedürfnissen gerecht werden.
- **Offene Kommunikation:** Eine offene Kommunikation zwischen Patienten, Familien und medizinischem Fachpersonal ist entscheidend für die Identifizierung und Erfüllung physischer, psychologischer und sozialer Bedürfnisse. Eine transparente Kommunikation ermöglicht es auch den Patienten, ihre Bedenken und Präferenzen zu äußern.
- **Multidisziplinäres Team:** An der Palliativversorgung ist häufig ein multidisziplinäres Team beteiligt, das sich aus Ärzten, Krankenschwestern, Sozialarbeitern, Seelsorgern und anderen Fachleuten zusammensetzt. Dieses Team arbeitet zusammen, um eine umfassende Versorgung zu gewährleisten, die alle Aspekte der Bedürfnisse des Patienten berücksichtigt.

Indem sie die physischen, psychologischen und sozialen Bedürfnisse von Patienten am Lebensende berücksichtigt, bietet die Palliativmedizin einen ganzheitlichen Ansatz, der auf die Verbesserung der Lebensqualität, die Linderung von Leiden und die Bereitstellung umfassender Unterstützung abzielt. Dieser ganzheitliche Ansatz erkennt die Wichtigkeit an, jeden Patienten als Individuum mit einzigartigen Bedürfnissen und Vorlieben zu behandeln.

Individualisierung der Pflege entsprechend der Persönlichkeit des Patienten

Die Individualisierung der Versorgung auf der Grundlage der Persönlichkeit des Patienten ist ein wesentlicher Bestandteil der Palliativmedizin. Jeder Patient ist einzigartig, mit seiner eigenen Persönlichkeit, seinen Vorlieben und Werten. Palliativmedizinische Fachkräfte erkennen die Bedeutung dieser Individualität an und passen die Versorgung an die spezifischen Bedürfnisse jedes einzelnen Patienten an.

- **Eingehende Beurteilung:** Die individuelle Betreuung beginnt mit einer eingehenden Beurteilung der

Persönlichkeit, der Vorlieben und der Werte des Patienten. Palliativmedizinische Fachkräfte nehmen sich die Zeit, den Patienten kennenzulernen und zu verstehen, was für ihn am wichtigsten ist.

- **Respektieren von Präferenzen:** Die Palliativmedizin berücksichtigt die Präferenzen des Patienten in Bezug auf Behandlung, Symptommanagement und Entscheidungsfindung. Die medizinischen Fachkräfte arbeiten mit dem Patienten zusammen, um seine Entscheidungen und Wünsche zu respektieren.
- **Anpassung der Kommunikation:** Die Kommunikation mit dem Patienten wird an seine Persönlichkeit angepasst. Manche Patienten bevorzugen detaillierte Informationen, während andere eine knappe und sanfte Kommunikation bevorzugen.
- **Einfühlsamer Ansatz :** Die Palliativmedizin erkennt an, dass jeder Patient einzigartig ist und einen mitfühlenden und individuellen Ansatz erfordert. Palliativmedizinische Fachkräfte bemühen sich, eine Beziehung zum Patienten aufzubauen, um seine Bedürfnisse besser zu verstehen und angemessene Unterstützung zu bieten.
- **Einbeziehung von Hobbys und Interessen: Die** Palliativmedizin kann die Hobbys und Interessen des Patienten in die Pflegeplanung einbeziehen. Dies kann dazu beitragen, die Lebensqualität zu erhalten und Momente der Freude zu schaffen.
- **Persönliche psychologische Unterstützung:** Patienten reagieren je nach Persönlichkeit unterschiedlich auf die Krankheit und das Lebensende. Palliativmedizinische Fachkräfte bieten individuelle psychologische Unterstützung an, um den Patienten zu helfen, mit ihren Emotionen und Sorgen umzugehen.
- **Familiäre Zusammenarbeit:** Die Individualisierung der Pflege beinhaltet oft die Zusammenarbeit mit der Familie des Patienten. Die Angehörigen kennen die Persönlichkeit des Patienten gut und können zur individuellen Gestaltung der Pflege beitragen.
- **Wahrung der Würde:** Die Individualisierung der Pflege trägt zur Wahrung der Würde des Patienten bei. Die Pflege wird so angepasst, dass sie die Persönlichkeit und den Willen des Patienten respektiert.

Die Individualisierung der Versorgung auf der Grundlage der Persönlichkeit des Patienten spiegelt die Verpflichtung der Palliativmedizin wider, jeden Patienten als einzigartige Person mit seinen eigenen Bedürfnissen, Werten und Vorlieben zu behandeln. Durch die Berücksichtigung der Persönlichkeit des Patienten schafft die Palliativmedizin eine respektvolle, mitfühlende und patientenzentrierte Versorgungsumgebung, die eine positivere und befriedigendere Erfahrung am Lebensende fördert.

Interdisziplinäre Zusammenarbeit für einen ganzheitlichen Ansatz

Die interdisziplinäre Zusammenarbeit ist das Herzstück der Palliativmedizin und ermöglicht einen umfassenden und ganzheitlichen Ansatz, um den komplexen Bedürfnissen von Patienten am Lebensende gerecht zu werden. Fachleute verschiedener Disziplinen arbeiten zusammen, um eine ganzheitliche Versorgung zu gewährleisten, die physische, psychologische, soziale und spirituelle Aspekte umfasst und gleichzeitig eine effektive Koordination und transparente Kommunikation sicherstellt.

- **Multidisziplinäres Team:** Palliativmedizin umfasst in der Regel ein multidisziplinäres Team, das sich aus Ärzten, Krankenschwestern, Sozialarbeitern, Seelsorgern, Therapeuten und anderen Gesundheitsfachkräften zusammensetzt. Jedes Teammitglied bringt sein einzigartiges Fachwissen ein, um eine umfassende Versorgung zu gewährleisten.
- **Transparente Kommunikation :** Die interdisziplinäre Zusammenarbeit beruht auf einer transparenten und regelmäßigen Kommunikation zwischen den Teammitgliedern. Dies ermöglicht den Austausch relevanter Informationen, die Koordination der Pflege und die Anpassung der Behandlungspläne an die Bedürfnisse des Patienten.
- **Kohärente Pflegeplanung :** Durch Zusammenarbeit entwickeln die palliativmedizinischen Fachkräfte kohärente Versorgungspläne, die alle Aspekte der Bedürfnisse des Patienten berücksichtigen. Dies vermeidet Redundanzen und gewährleistet eine effiziente Nutzung der Ressourcen.
- **Ganzheitlicher Ansatz:** Jeder Fachmann bringt sein Fachwissen in seinem jeweiligen Bereich ein und trägt so zu einem umfassenden und ganzheitlichen Ansatz bei. Beispielsweise können sich Krankenschwestern auf die körperlichen Bedürfnisse konzentrieren, Sozialarbeiter auf

die sozialen und emotionalen Aspekte und Seelsorger auf die spirituellen Bedürfnisse.

- **Emotionale Unterstützung:** Die Emotionen und Sorgen von Patienten am Lebensende bedürfen besonderer Aufmerksamkeit. Die interdisziplinäre Zusammenarbeit ermöglicht eine umfassendere emotionale Unterstützung, die den Patienten hilft, mit ihren Sorgen und Emotionen umzugehen.
- **Umfassende Betreuung:** Die Palliativmedizin strebt eine umfassende Betreuung an. Die interdisziplinäre Zusammenarbeit ermöglicht es, alle Bedürfnisse des Patienten zu erfüllen und sicherzustellen, dass kein wichtiger Aspekt vernachlässigt wird.
- **Persönlicher Ansatz:** Durch die Zusammenarbeit des interdisziplinären Teams kann die Pflege auf die individuellen Bedürfnisse und Vorlieben des Patienten zugeschnitten werden. Dies trägt zur Verbesserung der Lebensqualität und der Zufriedenheit des Patienten bei.
- **Fortbildung:** Palliativmedizinische Fachkräfte müssen sich kontinuierlich fortbilden und sich über die Entwicklungen in ihrem jeweiligen Fachgebiet auf dem Laufenden halten. Die interdisziplinäre Zusammenarbeit fördert das kontinuierliche Lernen und die Aktualisierung des Wissens.

Die interdisziplinäre Zusammenarbeit ist ein Grundpfeiler der Palliativmedizin, der einen umfassenden, ganzheitlichen und patientenzentrierten Ansatz gewährleistet. Durch ihre Zusammenarbeit sind Palliativmediziner besser in der Lage, auf die komplexen und vielfältigen Bedürfnisse von Patienten am Lebensende einzugehen und bieten so eine umfassende Unterstützung, die die Lebensqualität verbessert und Patienten und ihren Familien Trost spendet.

Linderung von Schmerzen und Leiden

Unterscheidung zwischen körperlichem Schmerz und emotionalem Leiden
In der Palliativmedizin ist es von entscheidender Bedeutung, zwischen körperlichen Schmerzen und emotionalem Leiden zu unterscheiden, da sie zwei unterschiedliche, aber miteinander verbundene Aspekte des Wohlbefindens von Patienten am

Lebensende sind. Das Verständnis des Unterschieds zwischen diesen beiden Konzepten ermöglicht es dem Gesundheitspersonal, eine effektive Linderung und umfassende Betreuung zu gewährleisten.

- Physischer Schmerz : Physischer Schmerz ist eine sensorische und subjektive Erfahrung, die aus der Aktivierung von Nervenrezeptoren als Reaktion auf einen nozizeptiven Reiz resultiert. Er kann lokalisiert oder generalisiert sein und kann durch die Qualität (z.B. stechend, brennend, drückend), die Intensität (leicht, mäßig, schwer) und die Dauer (akut, chronisch) beschrieben werden.

- **Schmerzbeurteilung:** Die Fachkräfte der Palliativmedizin verwenden Schmerzbeurteilungsinstrumente, um die Art und Intensität der körperlichen Schmerzen zu bestimmen. Dies ermöglicht es, die Schmerzbehandlung anzupassen und die Reaktion des Patienten auf die Pflege zu überwachen.

- **Schmerzmanagement:** Das Management von körperlichen Schmerzen beinhaltet den Einsatz von Schmerzmitteln und nicht-pharmakologischen Techniken zur Schmerzlinderung. Medikamente, physikalische Therapien, Massagen und Entspannungstechniken können zur Linderung von körperlichen Schmerzen eingesetzt werden.

- **Emotionales** Leiden: Emotionales Leiden umfasst eine Reihe von negativen Emotionen wie Angst, Furcht, Traurigkeit, Wut und Verzweiflung. Im Gegensatz zu körperlichen Schmerzen ist emotionales Leiden mit den psychologischen und affektiven Aspekten der Erfahrung des Patienten am Lebensende verbunden.

- **Beurteilung des emotionalen Leidens:** Die Beurteilung des emotionalen Leidens erfordert eine offene und einfühlsame Kommunikation zwischen den Angehörigen der Gesundheitsberufe und den Patienten. Die Patienten können ihre Emotionen, Sorgen und Ängste, die zu ihrem emotionalen Leiden beitragen, zum Ausdruck bringen.

- **Psychologische Unterstützung:** Der Umgang mit emotionalem Leiden erfordert psychologische und emotionale Unterstützung. Palliativmedizinische Fachkräfte können ein offenes Ohr, Beratung, unterstützende Therapien und Interventionen anbieten, um den Patienten zu helfen, mit ihren Emotionen umzugehen.

- **Holistischer Ansatz:** Ein holistischer Ansatz erkennt die Verbindung zwischen körperlichen Schmerzen und emotionalem Leiden. Eine wirksame Linderung von körperlichen Schmerzen kann auch zu einer Verringerung des emotionalen Leidens beitragen und umgekehrt.
- **Offene Kommunikation:** Palliativmediziner sollten Patienten dazu ermutigen, offen über ihre körperlichen Schmerzen und Gefühle zu kommunizieren. Dies ermöglicht eine umfassende Betreuung und stellt sicher, dass alle Aspekte des Leidens angesprochen werden.

Die Unterscheidung zwischen körperlichen Schmerzen und emotionalem Leiden ist für eine umfassende und effektive Versorgung von Patienten am Lebensende von entscheidender Bedeutung. Palliativmedizinische Fachkräfte nutzen ihr Fachwissen, um diese beiden Aspekte angemessen zu bewerten und zu behandeln und stellen so sicher, dass Patienten eine wirksame Linderung und eine umfassende Versorgung ihrer körperlichen und emotionalen Bedürfnisse erhalten.

Verwendung von Schmerzbewertungsskalen

Die Schmerzbewertung ist ein grundlegender Schritt in der Behandlung von Palliativpatienten. Schmerzbeurteilungsskalen sind klinische Instrumente, die zur Messung der von Patienten empfundenen Schmerzintensität verwendet werden. Sie ermöglichen es dem palliativmedizinischen Personal, objektive Informationen über die Schmerzen des Patienten zu erhalten, die Schmerzbehandlung anzupassen und die Wirksamkeit der Maßnahmen zu überwachen.

- **Zweck der Bewertung:** Skalen zur Bewertung von Schmerzen zielen darauf ab, die Schmerzen des Patienten zu quantifizieren, um objektive Daten zu erhalten, die als Grundlage für Behandlungsentscheidungen dienen. Dies ermöglicht es, Veränderungen des Schmerzes im Laufe der Zeit zu verfolgen und die Maßnahmen entsprechend anzupassen.
- **Arten** von **Skalen:** Es gibt verschiedene Arten von Schmerzskalen, die von einfachen numerischen Skalen bis hin zu detaillierteren verbalen oder grafischen Skalen reichen. Die Patienten können gebeten werden, ihre Schmerzen auf einer Skala von 0 bis 10 zu bewerten, Worte zu wählen, um ihre Schmerzen zu beschreiben (wie

"keine Schmerzen", "leichte Schmerzen", "mäßige Schmerzen", "starke Schmerzen") oder die Lokalisation der Schmerzen auf einem Körperschema anzugeben.

- **Angemessene Wahl:** Die Wahl der Skala hängt von der Fähigkeit und der Präferenz des Patienten ab. Einfache Skalen sind am besten für Patienten geeignet, die verbal kommunizieren können, während grafische Skalen für Patienten geeignet sein können, die Schwierigkeiten haben, sich verbal auszudrücken.
- **Häufigkeit der Bewertung:** Die Bewertung der Schmerzen sollte regelmäßig und systematisch durchgeführt werden. Die Häufigkeit kann je nach klinischer Situation variieren, sollte jedoch ausreichend sein, um Veränderungen im Schmerz des Patienten zu verfolgen.
- **Kontinuierliche Beurteilung:** Das palliativmedizinische Fachpersonal sollte während des gesamten Behandlungszeitraums eine kontinuierliche Beurteilung der Schmerzen vornehmen. Schmerzen können sich in Abhängigkeit von der Behandlung, dem Fortschreiten der Krankheit und anderen Faktoren verändern.
- **Einbeziehung der Patientenpräferenzen :** Bei der Beurteilung von Schmerzen ist es wichtig, die Präferenzen des Patienten in Bezug auf die Behandlung und das Management von Schmerzen zu berücksichtigen. Dies ermöglicht eine individuelle Anpassung der Maßnahmen an das, was dem Patienten am wichtigsten ist.
- **Offene Kommunikation:** Palliativmediziner sollten Patienten ermutigen, offen über ihre Schmerzen zu kommunizieren und Bewertungsskalen als Hilfsmittel zu verwenden, um ihre Gefühle auszudrücken.
- **Schulung des Personals:** Das palliativmedizinische Fachpersonal sollte in der angemessenen Verwendung von Schmerzskalen geschult werden, um genaue und zuverlässige Messungen zu gewährleisten.

Der Einsatz von Schmerzskalen in der Palliativmedizin verbessert die Kommunikation zwischen Patienten und medizinischem Fachpersonal, was eine gezieltere und effektivere Schmerzbehandlung ermöglicht. Diese Skalen tragen auch zur Individualisierung der Pflege bei, indem sie die Behandlung an die spezifischen Bedürfnisse des einzelnen Patienten anpassen und so die Lebensqualität und den Komfort am Lebensende verbessern.

Multimodale Ansätze zur Behandlung von Schmerzen
Die Schmerzbehandlung in der Palliativmedizin beruht häufig auf multimodalen Ansätzen, die verschiedene Maßnahmen kombinieren, um eine effektive und umfassende Schmerzlinderung zu erreichen. Diese Ansätze erkennen an, dass Schmerzen am Lebensende komplex und vielfältig sein können und eine Kombination von Behandlungen erfordern, um den individuellen Bedürfnissen des Patienten gerecht zu werden.

- **Kombination von Therapien :** Multimodale Ansätze beinhalten die Kombination von pharmakologischen und nicht-pharmakologischen Behandlungen, um verschiedene Aspekte des Schmerzes anzusprechen. Analgetika, physikalische Therapien, Entspannungstechniken und psychologische Ansätze können zusammen eingesetzt werden.
- **Individuelle Anpassung der Behandlung :** Jeder Patient reagiert anders auf Schmerzen und Behandlungen. Multimodale Ansätze ermöglichen es, die Behandlung an die spezifischen Bedürfnisse des Patienten anzupassen, indem sie auf die Aspekte des Schmerzes abzielen, die die Lebensqualität am stärksten beeinträchtigen.
- **Effektivere Schmerzlinderung:** Durch die Kombination mehrerer Behandlungen bieten multimodale Ansätze eine effektivere Schmerzlinderung, indem sie auf mehrere Wege der Schmerzübertragung einwirken. Dies kann den Bedarf an hohen Dosen von Schmerzmitteln verringern und Nebenwirkungen minimieren.
- **Reduzierung von Nebenwirkungen:** Pharmakologische Behandlungen können unerwünschte Nebenwirkungen haben. Durch die Anwendung eines multimodalen Ansatzes können Palliativmediziner die Dosis der zur Schmerzlinderung notwendigen Medikamente reduzieren und so die Nebenwirkungen minimieren.
- **Nicht-pharmazeutische Ansätze:** Multimodale Ansätze beinhalten oft nicht-pharmakologische Therapien wie Physiotherapie, Akupunktur, Massagen und Entspannungstechniken. Diese Ansätze ergänzen die traditionellen Schmerzmittel und können die Schmerzbehandlung verbessern.

- **Psychologische Unterstützung:** Schmerzen am Lebensende können durch emotionale und psychologische Faktoren verschlimmert werden. Multimodale Ansätze beinhalten Strategien zur psychologischen Unterstützung, um den Patienten zu helfen, mit ihren Emotionen umzugehen und die Wahrnehmung von Schmerzen zu reduzieren.
- **Nebenwirkungsmanagement:** Einige pharmakologische Behandlungen können Nebenwirkungen verursachen, die die Lebensqualität des Patienten beeinträchtigen. Multimodale Ansätze beinhalten Interventionen zur Bewältigung dieser Nebenwirkungen und stellen sicher, dass der Patient eine Schmerzlinderung erfährt, ohne andere Aspekte seiner Gesundheit zu beeinträchtigen.
- **Interdisziplinäre Zusammenarbeit:** Multimodale Ansätze erfordern oft die Zusammenarbeit eines interdisziplinären Teams von Gesundheitsfachleuten. Ärzte, Krankenschwestern, Physiotherapeuten und andere Spezialisten arbeiten zusammen, um einen umfassenden Behandlungsplan zu erstellen.

Der Einsatz multimodaler Ansätze zur Schmerzbehandlung in der Palliativmedizin ermöglicht es, Patienten am Lebensende eine umfassendere und effektivere Schmerzlinderung zu bieten. Durch die Kombination verschiedener Behandlungen berücksichtigen diese Ansätze die Komplexität des Schmerzes und tragen dazu bei, die Lebensqualität und den Komfort der Patienten zu verbessern und gleichzeitig unerwünschte Nebenwirkungen zu minimieren.

Sensible und einfühlsame Kommunikation

Die Bedeutung des aktiven Zuhörens und der offenen Kommunikation

Aktives Zuhören und offene Kommunikation sind grundlegende Fähigkeiten in der Palliativmedizin, da sie ein Umfeld des Vertrauens und des Verständnisses zwischen medizinischem Fachpersonal, Patienten und ihren Familien schaffen. Diese Elemente spielen eine entscheidende Rolle bei der Bereitstellung einer qualitativ hochwertigen Versorgung und bei der Berücksichtigung der emotionalen und psychologischen Bedürfnisse von Patienten am Lebensende.

- **Aufbau eines Vertrauensverhältnisses:** Aktives Zuhören und offene Kommunikation helfen, ein Vertrauensverhältnis zwischen dem Gesundheitspersonal und den Patienten aufzubauen. Patienten sind eher bereit, ihre Sorgen, Ängste und Bedürfnisse mitzuteilen, wenn das Gesundheitspersonal aufmerksam zuhört.
- **Verständnis der Bedürfnisse:** Aktives Zuhören bedeutet, nicht nur die Worte des Patienten zu hören, sondern auch die emotionale Botschaft hinter diesen Worten zu verstehen. Dies ermöglicht es den palliativmedizinischen Fachkräften, die Bedürfnisse und Erwartungen des Patienten besser zu verstehen.
- **Berücksichtigung von Emotionen :** Patienten am Lebensende können eine Reihe komplexer Emotionen empfinden. Offene Kommunikation ermöglicht es den Patienten, ihre Emotionen auszudrücken, während aktives Zuhören den Pflegekräften hilft, mit Empathie und Sensibilität zu reagieren.
- **Informierte Entscheidungsfindung:** Durch aktives Zuhören und offene Kommunikation erhalten Patienten und ihre Familien die Informationen, die sie benötigen, um informierte Entscheidungen über ihre Behandlung und Pflege zu treffen. Die Patienten sind besser in der Lage, Entscheidungen zu treffen, die ihren Werten und Präferenzen entsprechen.
- **Emotionale Unterstützung:** Patienten am Lebensende benötigen emotionale Unterstützung. Aktives Zuhören und offene Kommunikation ermöglichen es medizinischem Fachpersonal, einfühlsame und mitfühlende Unterstützung zu leisten und so den Patienten zu helfen, mit ihren Emotionen umzugehen.
- **Aktive Beteiligung:** Die Patienten müssen sich in ihre Behandlung einbezogen fühlen. Aktives Zuhören und offene Kommunikation fördern eine aktive Beteiligung und ermutigen die Patienten, Fragen zu stellen, ihre Bedenken zu äußern und Entscheidungen über ihre Versorgung zu treffen.
- **Angstreduktion:** Wenn sich Patienten angehört und verstanden fühlen, können ihre Ängste reduziert werden. Offene Kommunikation beruhigt Patienten und ihre Familien, hilft ihnen zu verstehen, was vor sich geht und gibt ihnen das Gefühl, die Kontrolle zu haben.

- **Dialog mit den Angehörigen:** Die Angehörigen spielen oft eine entscheidende Rolle in der Palliativmedizin. Aktives Zuhören und offene Kommunikation beziehen die Familien in den Dialog ein und ermöglichen es ihnen, ihre Sorgen zu teilen und an der Entscheidungsfindung teilzunehmen.

Aktives Zuhören und offene Kommunikation sind wesentliche Fähigkeiten, die die Palliativmedizin menschlicher machen. Sie schaffen eine respektvolle und warme Umgebung, in der Patienten und ihre Familien sich frei äußern können und in der die Pflegekräfte eine angemessene, einfühlsame und auf die Bedürfnisse des Patienten ausgerichtete Pflege anbieten können.

Ansprechen von schwierigen Fragen und Bedenken des Patienten

Der Umgang mit schwierigen Fragen und Sorgen von Palliativpatienten erfordert eine sensible, einfühlsame und respektvolle Kommunikation. Patienten am Lebensende können komplexe und emotionale Sorgen haben, und palliativmedizinische Fachkräfte müssen darauf vorbereitet sein, diese auf eine Art und Weise anzusprechen, die angemessene Unterstützung bietet.

- **Einen sicheren Raum schaffen:** Bevor schwierige Fragen angesprochen werden, ist es wichtig, einen Raum zu schaffen, in dem der Patient sich wohl fühlt, um offen zu sprechen. Dies bedeutet, dass Sie eine Vertrauensbeziehung aufbauen und aufmerksam zuhören müssen.
- **Verwenden Sie eine zugängliche Sprache:** Palliativmedizinische Fachkräfte sollten eine einfache und verständliche Sprache verwenden, um medizinische Konzepte und Behandlungsmöglichkeiten zu erläutern. Dies ermöglicht es dem Patienten, seine Situation und die ihm zur Verfügung stehenden Optionen vollständig zu verstehen.
- **Stellen Sie offene Fragen:** Offene Fragen ermutigen den Patienten, seine Gedanken und Gefühle mitzuteilen. Anstatt Fragen zu stellen, die eine einfache "Ja"- oder "Nein"-Antwort erfordern, kann das medizinische

Fachpersonal nach Details und Erklärungen fragen, um die Sorgen des Patienten besser zu verstehen.

- **Aktives Zuhören:** Wenn der Patient seine Sorgen äußert, ist aktives Zuhören von entscheidender Bedeutung. Das bedeutet, nicht nur die Worte des Patienten zu hören, sondern auch den emotionalen Kontext und die Nuancen hinter diesen Worten zu verstehen.
- **Empathie und Validierung:** Die Anliegen der Patienten müssen validiert und anerkannt werden. Angehörige der Gesundheitsberufe können ihre Empathie zum Ausdruck bringen, indem sie die Emotionen des Patienten anerkennen und zeigen, dass sie die Herausforderungen verstehen, mit denen der Patient konfrontiert ist.
- **Ehrlich antworten :** Ehrlichkeit ist wichtig, wenn es um schwierige Themen geht. Angehörige der Gesundheitsberufe müssen genaue und transparente Informationen liefern und gleichzeitig mitfühlend und sensibel sein.
- **Bieten Sie Optionen an:** Wenn schwierige Fragen angesprochen werden, kann es hilfreich sein, Optionen anzubieten und die Vor- und Nachteile jeder Wahl zu diskutieren. Dies ermöglicht es dem Patienten, eine informierte Entscheidung zu treffen.
- **Folgen Sie dem Weg des Patienten:** Manchmal kann es sein, dass Patienten nicht bereit sind, bestimmte Fragen sofort anzusprechen. Palliativmedizinische Fachkräfte sollten dem Tempo des Patienten folgen und bereit sein, Bedenken anzusprechen, wenn der Patient sich dazu bereit fühlt.
- **Emotionale Unterstützung:** Das Ansprechen schwieriger Fragen kann starke Emotionen auslösen. Die Angehörigen der Gesundheitsberufe sollten emotionale Unterstützung leisten, indem sie mitfühlend zuhören und den Patienten gegebenenfalls an zusätzliche Hilfsangebote verweisen.
- **Glauben und Werte respektieren:** Wenn schwierige Fragen die religiösen, kulturellen oder persönlichen Überzeugungen des Patienten betreffen, ist es wichtig, diese zu respektieren und in der Diskussion zu berücksichtigen.

Der Umgang mit schwierigen Fragen und Sorgen des Patienten erfordert einen sensiblen und individuellen Ansatz. Durch den Einsatz effektiver Kommunikationsfähigkeiten und die

Bereitstellung emotionaler Unterstützung können palliativmedizinische Fachkräfte Patienten helfen, ihre Sorgen zu äußern, informierte Entscheidungen zu treffen und sich auf ihrem Weg am Lebensende begleitet zu fühlen.

Schaffung eines Raums für die emotionalen Äußerungen des Patienten

Palliativpatienten können eine komplexe Palette von Emotionen empfinden, wenn sie sich mit dem Ende ihres Lebens auseinandersetzen. Die Schaffung eines sicheren und offenen Raumes, in dem Patienten ihre Gefühle ausdrücken können, ist ein wesentlicher Bestandteil der Palliativmedizin. Dies ermöglicht es den Patienten, emotionale Unterstützung zu finden, mit ihren Emotionen umzugehen und ihr psychologisches Wohlbefinden zu erhalten.

- **Einfühlsames Zuhören:** Palliativmediziner sollten Patienten, die ihre Gefühle ausdrücken möchten, einfühlsam zuhören. Dies bedeutet, geistig und emotional präsent zu sein und zu zeigen, dass Sie die Gefühle der Patienten verstehen und sich um sie kümmern.
- **Nicht urteilen :** Wenn Patienten ihre Gefühle ausdrücken, ist es wichtig, eine nicht-urteilende Umgebung zu schaffen. Die Patienten müssen sich sicher fühlen, ihre Gefühle zu teilen, auch wenn diese komplex oder widersprüchlich sind.
- **Validierung von Emotionen :** Die Emotionen der Patienten müssen validiert werden. Das medizinische Fachpersonal kann sein Verständnis zum Ausdruck bringen, indem es Dinge sagt wie: "Ich verstehe, dass dies für Sie sehr schwierig sein muss" oder "Es ist normal, dass Sie sich so fühlen".
- **Verwenden Sie Ermutigungen:** Ermutigen Sie die Patienten aktiv, ihre Gefühle auszudrücken. Stellen Sie offene Fragen wie "Wie fühlen Sie sich angesichts all dessen?" oder "Gibt es bestimmte Emotionen, die Sie mitteilen möchten?".
- **Akzeptieren Sie Stille:** Manchmal haben Patienten das Bedürfnis, eine Weile zu schweigen. Respektieren Sie diese Momente der Stille und fühlen Sie sich nicht verpflichtet, sie mit Worten zu füllen.

- **Respekt** vor den Entscheidungen **des Patienten:** Manche Patienten ziehen es vielleicht vor, ihre Gefühle nicht in verbaler Form mitzuteilen. Respektieren Sie ihre Wahl, indem Sie sie ermutigen, ihre Gefühle auf die Art und Weise auszudrücken, die ihnen am besten gefällt, sei es durch Kunst, Schreiben oder andere Ausdrucksformen.
- **Vermeidung von sofortigen Lösungen :** Wenn Patienten ihre Gefühle ausdrücken, ist es nicht immer notwendig, sofort Lösungen anzubieten. Manchmal genügt es, ihnen zuzuhören und sie in ihren Gefühlen zu unterstützen.
- **Üben Sie sich in Geduld:** Manche Patienten haben Schwierigkeiten, ihre Gefühle auszudrücken, weil sie Angst, Verwirrung oder Traurigkeit empfinden. Üben Sie sich in Geduld und geben Sie ihnen Zeit, die richtigen Worte zu finden, um ihre Gefühle auszudrücken.
- **An Ressourcen verweisen:** Wenn die Emotionen des Patienten überwältigend erscheinen, können die Mitarbeiter der Palliativmedizin den Patienten an zusätzliche unterstützende Ressourcen verweisen, wie z.B. Berater, Therapeuten oder Selbsthilfegruppen.

Raum für die emotionalen Äußerungen des Patienten zu schaffen, ist ein Schlüsselelement der patientenzentrierten Palliativversorgung. Dies ermöglicht es den Patienten, emotionale Unterstützung zu finden und sich gehört und verstanden zu fühlen. Indem sie eine mitfühlende Präsenz bieten und eine offene Kommunikation fördern, tragen palliativmedizinische Fachkräfte zum emotionalen und psychologischen Wohlbefinden sterbender Patienten bei.

Achtung der Würde und der Autonomie des Patienten

Informierte Zustimmung und aktive Beteiligung des Patienten
Die Einwilligung nach Aufklärung und die aktive Beteiligung des Patienten sind wesentliche Prinzipien der Palliativmedizin. Sie gewährleisten, dass die Patienten vollständig über ihre medizinische Situation, ihre Behandlungsmöglichkeiten und ihre Rechte informiert sind und eine aktive Rolle bei der

Entscheidungsfindung bezüglich ihrer Versorgung am Lebensende spielen.

- **Vollständige Informationen :** Die informierte Zustimmung beginnt mit der Bereitstellung vollständiger und verständlicher Informationen über die Krankheit, die Behandlungsmöglichkeiten, die damit verbundenen Vorteile und Risiken sowie die möglichen Folgen. Dies ermöglicht es dem Patienten, eine informierte Entscheidung zu treffen.

- **Zugängliche Sprache:** Palliativmedizinische Fachkräfte sollten eine klare und zugängliche Sprache verwenden, um medizinische Konzepte zu erklären. Patienten sollten in der Lage sein, die Informationen und Optionen, die ihnen präsentiert werden, zu verstehen.

- **Respekt vor Patientenentscheidungen :** Patienten haben das Recht, bestimmte Behandlungen abzulehnen oder zu wählen. Die Angehörigen der Gesundheitsberufe müssen die Entscheidungen der Patienten respektieren, auch wenn diese von ihren Empfehlungen abweichen, solange diese Entscheidungen in voller Kenntnis der Sachlage getroffen werden.

- **Einbeziehung des Patienten :** Die aktive Beteiligung des Patienten bedeutet, ihn in den Entscheidungsprozess einzubeziehen. Die Patienten sollten ermutigt werden, Fragen zu stellen, ihre Bedenken zu äußern und ihre Präferenzen mitzuteilen.

- **Besprechung der Ziele :** Das palliativmedizinische Fachpersonal sollte mit den Patienten die Ziele der Versorgung besprechen. Dies kann die Priorisierung von Komfort, Lebensqualität und Behandlungsmöglichkeiten entsprechend der Präferenzen des Patienten beinhalten.

- **Progressive Entscheidungen:** Einige Entscheidungen in der Palliativmedizin können progressiv sein und erfordern Anpassungen, wenn sich die Krankheit weiterentwickelt. Die Patienten sollten über die Möglichkeit informiert werden, ihre Entscheidungen im Laufe der Zeit zu überdenken.

- **Respekt vor Werten und Überzeugungen:** Die Entscheidungen des Patienten müssen seine persönlichen Werte, Überzeugungen und Präferenzen berücksichtigen. Das Gesundheitspersonal muss sensibel für die kulturelle und religiöse Vielfalt der Patienten sein.

- **Aufgeklärte   Zustimmung:** Die aufgeklärte Zustimmung erfordert, dass der Patient die bereitgestellten Informationen versteht und dann eine Entscheidung in Kenntnis der Sachlage trifft. Dies kann Zeit und mehrere Gespräche erfordern, um die Punkte zu klären und Fragen zu beantworten.

- **Dokumentation:** Entscheidungen, die in Zusammenarbeit mit dem Patienten getroffen werden, müssen in der Krankenakte genau dokumentiert werden. Dies gewährleistet, dass die Entscheidungen respektiert und den Mitgliedern des Behandlungsteams mitgeteilt werden.

- **Unterstützung der Familie:** Die Einbeziehung der Familie in den Entscheidungsprozess kann wichtig sein, insbesondere wenn der Patient Schwierigkeiten hat, zu kommunizieren oder die Informationen vollständig zu verstehen.

Die Einwilligung nach Aufklärung und die aktive Beteiligung des Patienten sind grundlegende Aspekte der patientenzentrierten Palliativversorgung. Sie stellen sicher, dass die Patienten als Partner in ihrer eigenen Versorgung respektiert werden, fördern die gemeinsame Entscheidungsfindung und ermöglichen es den Patienten, ihr Lebensende entsprechend ihrer Wünsche und Werte zu erleben.

Respekt vor den Entscheidungen des Patienten am Lebensende

Der Respekt vor den Entscheidungen des Patienten am Lebensende ist das Herzstück der Philosophie der Palliativmedizin. Patienten am Lebensende haben das Recht, informierte Entscheidungen darüber zu treffen, wie sie behandelt und betreut werden möchten, wenn sie sich dem Ende ihres Lebens nähern. Die Respektierung dieser Entscheidungen gewährleistet, dass die Patienten ihre Würde, ihre Autonomie und die Kontrolle über ihre Versorgung behalten.

- **Vorausschauende   Pflegeplanung:** Die vorausschauende Pflegeplanung ermöglicht es den Patienten, über ihre Präferenzen am Lebensende nachzudenken und diese im Voraus zu dokumentieren. Dies kann Entscheidungen über Reanimation, künstliche

Ernährung und Flüssigkeitszufuhr, Palliativpflege und andere medizinische Behandlungen beinhalten.

- **Patientenverfügung :** Eine Patientenverfügung ist ein schriftliches Dokument, das die Wünsche des Patienten in Bezug auf die Versorgung am Lebensende zum Ausdruck bringt. Palliativmedizinische Fachkräfte sollten diese Verfügungen respektieren und sie als Leitfaden für Behandlungsentscheidungen nutzen.

- **Wahl des Sterbeortes:** Patienten haben das Recht zu wählen, wo sie ihre letzte Zeit verbringen möchten, ob zu Hause, in einer Hospizeinrichtung oder im Krankenhaus. Die Angehörigen der Gesundheitsberufe sollten sich bemühen, diesen Wünschen so weit wie möglich nachzukommen.

- **Schmerzlinderung:** Wenn ein Patient den Wunsch äußert, am Lebensende keine aggressiven Behandlungen mehr zu erhalten, sollten sich die palliativmedizinischen Fachkräfte auf die Linderung von Schmerzen und Leiden konzentrieren und dabei die Entscheidungen des Patienten respektieren.

- **Würde und Komfort:** Der Respekt vor den Entscheidungen des Patienten am Lebensende gewährleistet, dass die Pflege auf die Aufrechterhaltung der Würde, des Komforts und der Lebensqualität ausgerichtet ist. Dies kann die Behandlung von Symptomen, die Anwesenheit von Familie und Freunden und eine mitfühlende Pflege einschließen.

- **Kommunikation und Zuhören:** Palliativmedizinische Fachkräfte sollten mit den Patienten offen über deren Wünsche und Vorlieben am Lebensende kommunizieren. Sie sollten auch aufmerksam zuhören, um sicherzustellen, dass sie die Entscheidungen des Patienten verstehen.

- **Unterstützung der Familie:** Die Entscheidungen, die ein Patient am Lebensende trifft, können auch Auswirkungen auf seine Familie und seine Angehörigen haben. Das Gesundheitspersonal muss den Angehörigen emotionale und pädagogische Unterstützung anbieten, um ihnen zu helfen, die Entscheidungen des Patienten zu verstehen und zu respektieren.

- **Kontinuierliche Neubewertung:** Die Entscheidungen am Lebensende können sich ändern, wenn sich die Situation des Patienten verändert. Palliativmedizinische Fachkräfte müssen die Entscheidungen des Patienten regelmäßig neu bewerten und sich entsprechend anpassen.

- **Integration von Kultur und Religion:** Kulturelle und religiöse Überzeugungen können die Entscheidungen eines Patienten am Lebensende beeinflussen. Die Angehörigen der Gesundheitsberufe müssen diese Aspekte respektieren und bei der Entscheidungsfindung berücksichtigen.

Die Respektierung der Entscheidungen des Patienten am Lebensende stellt sicher, dass die Würde, Wünsche und Werte des Patienten im Mittelpunkt der Versorgung stehen. Palliativmedizinische Fachkräfte spielen eine entscheidende Rolle bei der Sicherstellung, dass Patienten informierte Entscheidungen treffen können und dass diese Entscheidungen mit Sensibilität und Respekt respektiert werden.

Verhinderung des Eindringens in die Privatsphäre und die Werte des Patienten

In der Palliativmedizin ist die Achtung der Privatsphäre, der Werte und der Würde des Patienten von größter Bedeutung. Die Angehörigen der Gesundheitsberufe müssen sich der Sensibilität der Situation bewusst sein und sich bemühen, unerwünschte Eingriffe in die Privatsphäre und die Werte des sterbenden Patienten zu verhindern.

- **Respektvolle Kommunikation:** Palliativmedizinische Fachkräfte sollten eine respektvolle und einfühlsame Kommunikation mit dem Patienten und seiner Familie pflegen. Dies bedeutet, aktiv zuzuhören, behutsam Fragen zu stellen und aufdringliche Kommunikation zu vermeiden.
- **Grenzen der Informationsweitergabe :** Die medizinischen und persönlichen Informationen des Patienten sollten nur mit den Mitgliedern des Pflegeteams geteilt werden, die sie für die Behandlung des Patienten benötigen. Die Angehörigen der Gesundheitsberufe sollten die Weitergabe von Informationen ohne Zustimmung vermeiden.
- **Vertraulichkeit der Gespräche :** Gespräche über Krankheit, Behandlung und Entscheidungen am Lebensende sollten in privaten Räumen stattfinden, in denen sich der Patient und seine Familie wohlfühlen und sich vertrauensvoll äußern können.
- **Zustimmung zu Besuchen :** Besuche von medizinischem Fachpersonal, Familienmitgliedern oder

50

Freunden sollten nach den Wünschen des Patienten koordiniert werden. Das Gesundheitspersonal muss die Zustimmung des Patienten einholen, bevor es ihm Zugang zu seinem Zimmer gewährt.

- **Respekt vor Ritualen und Überzeugungen:** Patienten können religiöse, kulturelle oder persönliche Rituale haben, die für sie am Lebensende wichtig sind. Die Angehörigen der Gesundheitsberufe müssen diese Praktiken respektieren und dürfen nicht ungefragt eingreifen.

- **Respektierung von Grenzen :** Patienten können physische, emotionale oder psychologische Grenzen in Bezug auf das haben, was sie bereit sind mitzuteilen oder zu besprechen. Die Angehörigen der Gesundheitsberufe müssen diese Grenzen respektieren und dürfen nicht auf Informationen drängen.

- **Nutzung von Technologien :** Kommunikationstechnologien, wie z.B. mobile Geräte, müssen mit Diskretion und Respekt verwendet werden. Das Gesundheitspersonal sollte um Erlaubnis fragen, bevor es Fotos macht oder Gespräche aufnimmt.

- **Inklusivität:** Die Angehörigen der Gesundheitsberufe müssen sich der Vielfalt der kulturellen und religiösen Werte und Überzeugungen bewusst sein. Sie sollten es vermeiden, ihre eigenen Überzeugungen durchzusetzen und die des Patienten respektieren.

- **Nachbesprechungen und Bewertungen :** Das palliativmedizinische Team kann regelmäßige Nachbesprechungen organisieren, um heikle Situationen und Interaktionen mit dem Patienten zu besprechen. Dies ermöglicht eine Anpassung der Vorgehensweise, um ein Eindringen in die Privatsphäre und die Werte des Patienten zu verhindern.

Die Achtung der Privatsphäre und der Werte des Patienten ist ein wesentliches Element der patientenzentrierten Palliativversorgung. Palliativmedizinische Fachkräfte spielen eine entscheidende Rolle bei der Schaffung einer Umgebung, in der der Patient das Gefühl hat, respektiert zu werden, ihm zuzuhören und die Kontrolle über seine eigenen Entscheidungen und seine Privatsphäre am Lebensende zu haben.

Kapitel 3

Bewertung und Planung Palliative Care

Initial Palliative Care Patient Assessment (Ersteinschätzung des Patienten in der Palliativmedizin)

Vollständige Sammlung der medizinischen und sozialen Geschichte

Die vollständige Erfassung der medizinischen und sozialen Geschichte des Palliativpatienten ist ein grundlegender Schritt, um eine qualitativ hochwertige und personalisierte Versorgung zu gewährleisten. Dies beinhaltet nicht nur die Erfassung medizinischer Informationen, sondern auch Details über das Leben des Patienten, seine Vorlieben, seine Beziehungen und seine spezifischen Bedürfnisse. Eine gut verstandene medizinische und soziale Geschichte ermöglicht es dem palliativmedizinischen Fachpersonal, den Patienten in seiner Gesamtheit besser zu verstehen und eine Versorgung zu bieten, die seinen körperlichen, psychologischen und sozialen Bedürfnissen gerecht wird.

- **Medizinische Vorgeschichte:** Die Erhebung der medizinischen Vorgeschichte des Patienten umfasst Informationen über frühere Krankheiten, aktuelle Diagnosen, frühere Behandlungen, Allergien und Ergebnisse von medizinischen Untersuchungen. Dies hilft, den medizinischen Werdegang des Patienten zu verstehen.
- **Krankheitsverlauf: Zu** verstehen, wie sich die Krankheit im Laufe der Zeit entwickelt hat, ist entscheidend, um die aktuellen Bedürfnisse des Patienten zu erkennen und die zukünftige Versorgung zu planen. Dies schließt Schlüsselmomente, auftretende Symptome und frühere Behandlungen ein.
- **Laufende Behandlungen: Aktuelle** medizinische Behandlungen wie Medikamente, Therapien und Interventionen müssen genau dokumentiert werden, um ihre Kontinuität zu gewährleisten und die palliativmedizinische Versorgung entsprechend anzupassen.
- **Behandlungspräferenzen:** Das Verständnis der Behandlungspräferenzen des Patienten, einschließlich der Grenzen und Prioritäten, hilft sicherzustellen, dass die palliativmedizinische Versorgung auf seine Wünsche abgestimmt ist.

- **Sozialer Hintergrund: Das** Sammeln von Informationen über das soziale Leben des Patienten, wie Familie, Freunde, Interessen, Werte und Aktivitäten, hilft zu verstehen, was für den Patienten wichtig ist und einen personenzentrierten Pflegeansatz zu schaffen.
- **Unterstützungsnetzwerk:** Die Identifizierung der Mitglieder des Unterstützungsnetzwerks des Patienten, wie Familie, Freunde und Verwandte, ermöglicht es dem Gesundheitspersonal, mit ihnen zusammenzuarbeiten, um eine ganzheitliche Pflege zu bieten.
- **Lebenssituation: Zu** verstehen, wo der Patient lebt, wie seine Lebensbedingungen sind und ob er häusliche Hilfe oder andere Anpassungen seiner Umgebung benötigt, ist entscheidend, um seinen Komfort und seine Sicherheit zu gewährleisten.
- **Psychologische Bedürfnisse:** Die Sammlung von Informationen über die emotionalen Bedürfnisse, Sorgen, Ängste und psychologischen Ziele des Patienten ermöglicht es dem Gesundheitspersonal, eine angemessene Unterstützung zu bieten.
- **Kulturelle und religiöse Präferenzen: Die** Kenntnis der kulturellen und religiösen Präferenzen des Patienten ermöglicht es, die Pflege und Kommunikation so anzupassen, dass seine Überzeugungen und Praktiken respektiert werden.
- **Frühere Behandlungspläne:** Die Überprüfung früherer Behandlungspläne und medizinischer Entscheidungen des Patienten hilft, den Verlauf der Behandlung besser zu verstehen und sich auf Veränderungen einzustellen.

Die vollständige Erfassung der medizinischen und sozialen Geschichte des Palliativpatienten gewährleistet, dass die Versorgung individuell und auf die Bedürfnisse des Patienten in seiner Gesamtheit ausgerichtet ist. Dies ermöglicht es den palliativmedizinischen Fachkräften, angepasste Pflegepläne zu entwerfen und eine ganzheitliche Unterstützung während des gesamten Lebensweges des Patienten zu bieten.

Bewertung der aktuellen Lebensqualität und der Symptome
Die Beurteilung der aktuellen Lebensqualität und der Symptome ist ein zentrales Element der palliativmedizinischen Versorgung. Dieser Schritt ermöglicht es dem medizinischen Fachpersonal, ein umfassendes Verständnis der Situation des Patienten, seines

Leidens und seiner Bedürfnisse zu erlangen, um gezielte Maßnahmen zur Verbesserung seiner Lebensqualität zu ergreifen.

- **Beurteilung der Lebensqualität:** Die Lebensqualität eines Patienten am Lebensende beschränkt sich nicht nur auf die Bewältigung der körperlichen Symptome. Sie umfasst auch emotionale, soziale und psychologische Aspekte. Die Angehörigen der Gesundheitsberufe sollten mit dem Patienten über seine Präferenzen, Erwartungen und Ziele in Bezug auf die Lebensqualität sprechen.
- **Beurteilung der körperlichen Symptome:** Das medizinische Fachpersonal muss die körperlichen Symptome des Patienten genau beurteilen, wie Schmerzen, Übelkeit, Müdigkeit, Atemnot und andere Symptome, die mit seinem medizinischen Zustand verbunden sind. Dies ermöglicht es, wirksame Behandlungen zu verschreiben, um das Leiden zu lindern.
- **Verwendung** von **Bewertungsskalen:** Skalen **zur** Bewertung von Schmerzen, Müdigkeit, Depressionen und anderen Symptomen sind wichtige Hilfsmittel, um die Intensität der Symptome zu quantifizieren und Veränderungen im Laufe der Zeit zu verfolgen. Dies ermöglicht es, Entscheidungen auf der Grundlage objektiver Daten zu treffen.
- **Bewertung von emotionalen Symptomen :** Emotionale Symptome wie Angst, Depression, Furcht und psychologische Not müssen ebenfalls beurteilt werden. Die Angehörigen der Gesundheitsberufe müssen die psychologischen Auswirkungen der Krankheit und des Sterbeprozesses auf den Patienten berücksichtigen.
- **Beurteilung der sozialen Symptome:** Die sozialen Probleme und Bedürfnisse des Patienten müssen berücksichtigt werden, wie z.B. familiäre Beziehungen, soziale Unterstützung, Isolation und finanzielle Sorgen.
- **Regelmäßige Gespräche:** Die Beurteilung der Symptome und der Lebensqualität muss kontinuierlich und regelmäßig erfolgen, da sich die Situation des Patienten schnell ändern kann. Die Gespräche ermöglichen es, die Pflege an die sich ändernden Bedürfnisse anzupassen.
- **Ziele der Behandlung :** Die Behandlungsziele des Patienten müssen auf die Bewältigung seiner Symptome und die Verbesserung seiner Lebensqualität ausgerichtet sein. Das medizinische Fachpersonal sollte mit dem

Patienten die Behandlungsmöglichkeiten und die damit verbundenen Vor- und Nachteile besprechen.

- **Ganzheitlicher Ansatz:** Die Bewertung der Symptome und der Lebensqualität muss aus einer ganzheitlichen Perspektive erfolgen, die die vielen Facetten des Wohlbefindens des Patienten berücksichtigt.
- **Einbeziehung des Patienten :** Die Angehörigen der Gesundheitsberufe müssen den Patienten aktiv in die Bewertung seiner Symptome und seiner Lebensqualität einbeziehen. Offene Kommunikation und gemeinsame Entscheidungsfindung stärken die Zusammenarbeit zwischen Patient und Angehörigen der Gesundheitsberufe.

Die Beurteilung der aktuellen Lebensqualität und der Symptome ist ein Schlüsselelement der Palliativmedizin. Sie dient als Richtschnur für Behandlungsentscheidungen, lindert Leiden und verbessert die Lebensqualität des Patienten am Lebensende. Indem sie die Versorgung auf die individuellen Bedürfnisse des Patienten abstimmen, fördern palliativmedizinische Fachkräfte einen umfassenden und persönlichen Ansatz.

Identifikation der Präferenzen und Pflegeziele des Patienten

Die Ermittlung der Präferenzen und Versorgungsziele des Patienten ist ein entscheidender Schritt in der Palliativmedizin. Dies bedeutet, dass Sie mit dem Patienten zusammenarbeiten müssen, um seine Wünsche, Bedürfnisse und Prioritäten am Lebensende zu verstehen. Dies ermöglicht es, die Versorgung zu personalisieren, informierte Behandlungsentscheidungen zu treffen und sicherzustellen, dass die Entscheidungen des Patienten respektiert werden.

- **Offene Diskussionen :** Palliativmedizinische Fachkräfte sollten offene und ehrliche Gespräche mit dem Patienten führen, um seine Vorlieben und Ziele herauszufinden. Dies kann Gespräche über Prioritäten, akzeptable Behandlungen und Behandlungsgrenzen beinhalten.
- **Behandlungspräferenzen:** Es ist wichtig, die Behandlungspräferenzen des Patienten zu verstehen, z.B. welche medizinischen Optionen er verfolgen oder vermeiden möchte. Diese Präferenzen leiten die Behandlungsentscheidungen und respektieren gleichzeitig die Werte des Patienten.

- **Lebensqualität:** Die Angehörigen der Gesundheitsberufe sollten mit dem Patienten über seine Vorstellungen von Lebensqualität sprechen. Dies ermöglicht die Festlegung von Behandlungszielen, die darauf abzielen, die Lebensqualität des Patienten entsprechend seiner Prioritäten zu verbessern oder zu erhalten.
- **Behandlungsgrenzen:** Die Identifizierung von Behandlungsgrenzen ist entscheidend für die Vermeidung unerwünschter oder unnötiger medizinischer Maßnahmen. Der Patient kann seine Grenzen in Bezug auf Wiederbelebung, künstliche Beatmung, künstliche Ernährung usw. äußern.
- **Komfortziele:** Die Pflegeziele des Patienten können auf Schmerzlinderung, Symptommanagement und Komfort statt auf eine aggressive Heilung ausgerichtet sein. Die Angehörigen der Gesundheitsberufe müssen die Pflege entsprechend anpassen.
- **Wünsche bezüglich des Sterbeortes:** Patienten haben oft Präferenzen bezüglich des Ortes, an dem sie ihre letzten Momente verbringen möchten. Diese Präferenzen müssen respektiert und bei der Planung der Pflege berücksichtigt werden.
- **Kontinuierliche Kommunikation:** Die Präferenzen und Ziele der Pflege können sich im Laufe der Zeit ändern. Die Angehörigen der Gesundheitsberufe müssen eine kontinuierliche Kommunikation aufrechterhalten, um sicherzustellen, dass die Pflege weiterhin auf die Wünsche des Patienten abgestimmt ist.
- Einbeziehung der Familie   : Die Einbeziehung der Familie des Patienten in die Diskussion über die Präferenzen und Ziele der Pflege kann dazu beitragen, sicherzustellen, dass die Entscheidungen richtig verstanden und unterstützt werden.
- **Dokumentieren Sie die Entscheidungen:** Die Präferenzen und Behandlungsziele des Patienten müssen in seiner Krankenakte klar dokumentiert werden. Dadurch wird sichergestellt, dass die Entscheidungen des Patienten
- vom gesamten Pflegeteam respektiert werden.

Die Ermittlung der Präferenzen und Versorgungsziele des Patienten fördert einen auf den sterbenden Menschen ausgerichteten Versorgungsansatz. Indem sie die Entscheidungen des Patienten respektieren und eine offene Kommunikation pflegen, stellen palliativmedizinische Fachkräfte sicher, dass die Versorgung auf die individuellen Bedürfnisse, Werte und Wünsche des Patienten abgestimmt ist.

Erstellung eines persönlichen Pflegeplans

Integration von Bedürfnissen und Anliegen des Patienten
Die Einbeziehung der Bedürfnisse und Belange des Patienten ist ein wesentlicher Bestandteil der Palliativmedizin. Sie beinhaltet die Zusammenstellung der vom Patienten und seiner Familie gesammelten Informationen und die Erstellung eines umfassenden Pflegeplans, der die körperlichen, emotionalen, sozialen und spirituellen Bedürfnisse des Patienten erfüllt. Die erfolgreiche Integration dieser Bedürfnisse gewährleistet, dass die Versorgung auf den Patienten am Lebensende zugeschnitten ist und sich auf ihn konzentriert.

- **Ganzheitlicher Ansatz:** Die Bedürfnisse eines Patienten am Lebensende beschränken sich nicht auf seine körperlichen Symptome. Palliativmedizinische Fachkräfte müssen einen ganzheitlichen Ansatz verfolgen, der alle Aspekte seines Lebens berücksichtigt, einschließlich seiner Emotionen, Beziehungen, Werte und Sorgen.
- **Persönlicher Versorgungsplan: Anhand** der Informationen, die während des Assessments gesammelt wurden, sollten die palliativmedizinischen Fachkräfte mit dem Patienten zusammenarbeiten, um einen persönlichen Versorgungsplan zu erstellen. Dieser Plan sollte die Behandlungsziele des Patienten, seine Vorlieben und Prioritäten widerspiegeln.
- **Linderung von Leiden:** Die Bedürfnisse nach Linderung von Schmerzen und Leiden stehen im Mittelpunkt der Palliativmedizin. Der Pflegeplan sollte Strategien für einen effektiven Umgang mit körperlichen und emotionalen Symptomen beinhalten.
- **Symptommanagement: Entsprechend** der Bewertung der Symptome muss der Behandlungsplan spezifische Ansätze zur Bewältigung jedes Symptoms enthalten, wobei sowohl pharmakologische als auch nicht-pharmakologische Behandlungen eingesetzt werden können.
- **Psychologische Unterstützung:** Wenn der Patient emotionale und psychologische Bedürfnisse äußert, muss

der Behandlungsplan Interventionen enthalten, um eine angemessene Unterstützung zu bieten, wie z.B. unterstützende Therapie, Mediation und Beratung.

- **Berücksichtigung von Präferenzen:** Der Behandlungsplan muss die Präferenzen und Entscheidungen des Patienten in Bezug auf die Behandlung widerspiegeln, einschließlich der Behandlungsgrenzen und der Ziele für die Lebensqualität.
- **Kommunikation:** Der Pflegeplan muss Richtlinien für die Aufrechterhaltung einer offenen und regelmäßigen Kommunikation zwischen dem Patienten, seiner Familie und dem Pflegeteam enthalten. Dadurch wird sichergestellt, dass die Bedürfnisse im Laufe der Zeit weiterhin berücksichtigt werden.
- **Unterstützung der Familie:** Die Bedürfnisse und Sorgen der Familie des Patienten müssen ebenfalls im Pflegeplan berücksichtigt werden. Dies kann emotionale Unterstützung, Informationen über die Pflege und die Planung des Lebensendes beinhalten.
- **Kontinuierliche Anpassung:** Der Pflegeplan muss flexibel und in der Lage sein, sich an Veränderungen im Zustand des Patienten und an die sich ändernden Bedürfnisse anzupassen. Es müssen regelmäßige Anpassungen an die sich verändernde Situation vorgenommen werden.

Die erfolgreiche Einbeziehung der Bedürfnisse und Belange des Patienten in den Versorgungsplan gewährleistet einen persönlichen und respektvollen Ansatz am Lebensende. Indem sie den Patienten in den Mittelpunkt der Entscheidungsfindung stellen und auf seine Bedürfnisse in ihrer Gesamtheit eingehen, fördern palliativmedizinische Fachkräfte eine komfortable, würdevolle und personenzentrierte Erfahrung am Lebensende.

Interdisziplinäre Zusammenarbeit bei der Planung
Die interdisziplinäre Zusammenarbeit spielt eine wesentliche Rolle bei der Planung der Palliativversorgung. Die umfassende und ganzheitliche Betreuung eines Patienten am Lebensende erfordert ein Team von Gesundheitsexperten, die zusammenarbeiten, um den komplexen Bedürfnissen des Patienten gerecht zu werden. Die interdisziplinäre Zusammenarbeit gewährleistet, dass die Versorgung gut koordiniert, umfassend und patientenorientiert ist.

- **Palliative Care Team** : Das Palliativteam besteht aus medizinischen Fachkräften verschiedener Disziplinen, wie z.B. Ärzten, Krankenschwestern, Sozialarbeitern, Psychologen, Seelsorgern und anderen Experten. Jeder bringt sein eigenes Fachwissen ein, um eine umfassende Versorgung zu gewährleisten.
- **Teambesprechungen:** Die Fachkräfte des Palliativteams sollten sich regelmäßig treffen, um die Situation des Patienten zu besprechen, Informationen auszutauschen, die Bedürfnisse zu beurteilen und den Behandlungsplan entsprechend anzupassen.
- **Austausch von Informationen** : Die Teammitglieder müssen die relevanten Informationen über den Patienten effektiv austauschen, einschließlich der Bewertungsergebnisse, der Pflegeziele, der Vorlieben und der Einschränkungen. Dies gewährleistet eine koordinierte Behandlung.
- **Kollaborative Planung:** Die Pflegeplanung muss kollaborativ sein und alle Mitglieder des interdisziplinären Teams einbeziehen. Jedes Mitglied trägt mit seinem Fachwissen zur Erstellung eines umfassenden Pflegeplans bei.
- **Rollenzuweisung:** Jede Fachkraft des Palliativteams sollte klare Rollen und Verantwortlichkeiten bei der Umsetzung des Versorgungsplans haben. Dies vermeidet Überschneidungen und gewährleistet einen organisierten Ansatz.
- **Transparente Kommunikation** : Eine transparente Kommunikation zwischen den Teammitgliedern ist wichtig, um Missverständnisse zu vermeiden und eine reibungslose Versorgung des Patienten zu gewährleisten.
- **Fortbildung:** Die Teammitglieder müssen sich über die neuesten Entwicklungen in ihrem jeweiligen Bereich auf dem Laufenden halten, um die besten Praktiken und die aktuellste Pflege anbieten zu können.
- **Multiple Bedürfnisse erfüllen:** Palliativpatienten haben oft komplexe Bedürfnisse, die medizinische, emotionale, psychologische und spirituelle Aspekte beinhalten. Interdisziplinäre Zusammenarbeit ermöglicht es, all diesen Bedürfnissen gerecht zu werden.
- **Gemeinsame Entscheidungsfindung** : Die Mitglieder des Palliativteams sollten eng mit dem Patienten und seiner

Familie zusammenarbeiten, um informierte Behandlungsentscheidungen zu treffen, die die Wahl des Patienten respektieren.

- **Flexibilität und Anpassungsfähigkeit:** Die Situation des Patienten kann sich am Lebensende schnell ändern. Das Palliativteam muss bereit sein, den Pflegeplan an die sich ändernden Bedürfnisse anzupassen.

Interdisziplinäre Zusammenarbeit ist der Eckpfeiler einer qualitativ hochwertigen Palliativversorgung. Durch die Zusammenarbeit können die Angehörigen der Gesundheitsberufe eine kohärente, umfassende und ganzheitliche Betreuung anbieten, die die Lebensqualität des Patienten am Lebensende verbessert und seine Würde und sein Wohlbefinden unterstützt.

Kurzfristige und langfristige Planung

Die kurz- und langfristige Planung ist ein wesentlicher Ansatz in der Palliativmedizin. Sie zielt darauf ab, die Bedürfnisse des Patienten sowohl kurzfristig zu antizipieren, um die aktuellen Symptome und Probleme zu bewältigen, als auch langfristig, um mögliche Entwicklungen und notwendige Anpassungen zu prognostizieren. Dieser proaktive Ansatz gewährleistet die Kontinuität der Versorgung und eine ganzheitliche Betreuung während des gesamten Lebensweges des Patienten am Lebensende.

Kurzfristige Planung :

- **Symptommanagement:** Die kurzfristige Planung konzentriert sich auf das effektive Management der aktuellen Symptome des Patienten. Das medizinische Fachpersonal arbeitet daran, Schmerzen, Atemnot, Übelkeit und andere unangenehme Symptome zu lindern.
- **Schnelle Reaktion :** Die dringenden Bedürfnisse des Patienten werden schnell erkannt und behandelt. Dies kann die Anpassung von Medikamenten, medizinische Eingriffe oder Strategien zur Verbesserung des Komforts beinhalten.
- **Emotionale Unterstützung:** Im Falle einer akuten emotionalen oder psychologischen Notlage werden unterstützende Maßnahmen ergriffen, um dem Patienten zu helfen, mit seinen Emotionen umzugehen.
- **Regelmäßige Kommunikation:** Die regelmäßige Kommunikation zwischen dem Patienten, seiner Familie

und dem Pflegeteam ermöglicht es, den Fortschritt zu überwachen, die Pflege an veränderte Umstände anzupassen und auf unmittelbare Bedenken einzugehen.

Langfristige Planung :

- **Vorhersage von Entwicklungen :** Die Fachkräfte der Palliativmedizin arbeiten mit dem Patienten und seiner Familie zusammen, um mögliche Entwicklungen seines Gesundheitszustandes zu betrachten. Dies ermöglicht es, zukünftige Bedürfnisse zu antizipieren.

- **Planung des Lebensendes:** Wenn der Patient den Wunsch äußert, die praktischen Aspekte seines Lebensendes zu planen, wie z.B. Komfortpflege, Sterbeort und Beerdigungsvorkehrungen, werden diese Elemente besprochen und dokumentiert.

- **Management von Veränderungen :** Die Situation des Patienten kann sich schnell ändern. Die langfristige Planung berücksichtigt diese Veränderungen und sieht mögliche Anpassungen des Pflegeplans vor.

- **Evolutiver Pflegeplan:** Der Langzeitpflegeplan ist evolutiv und flexibel, um neuen Bedürfnissen, die sich im Laufe der Zeit ergeben, gerecht zu werden.

- **Patientenverfügung:** Wenn der Patient spezifische Wünsche bezüglich der Behandlung am Lebensende äußert, wie z.B. die Ablehnung einer kardiopulmonalen Reanimation, werden diese Wünsche respektiert und dokumentiert.

- **Kontinuierliche Unterstützung:** Die Angehörigen der Gesundheitsberufe bieten dem Patienten und seiner Familie eine kontinuierliche Unterstützung an, indem sie Informationen bereitstellen und Fragen zu den verschiedenen Phasen des Lebensendes beantworten.

Kurz- und langfristige Planung stellt sicher, dass die Palliativversorgung den sich ändernden Bedürfnissen des Patienten am Lebensende gerecht wird. Indem sie sowohl die aktuellen Probleme als auch die zukünftigen Herausforderungen berücksichtigen, gewährleisten palliativmedizinische Fachkräfte eine umfassende, proaktive und patientenzentrierte Versorgung.

Verwaltung von Symptomen und medizinischen Problemen

Pharmakologische und nicht-pharmakologische Ansätze zur Behandlung von Symptomen

Die Symptombehandlung in der Palliativmedizin erfordert einen multidimensionalen Ansatz, der sowohl pharmakologische als auch nicht-pharmakologische Maßnahmen kombiniert. Dieser ganzheitliche Ansatz zielt darauf ab, das Leiden des Patienten am Lebensende zu lindern, indem er eine Vielzahl von Ansätzen nutzt, die auf seine spezifischen Bedürfnisse zugeschnitten sind.

Pharmakologische Ansätze :

- **Schmerzmanagement:** Analgetika, wie Opioide und nichtsteroidale Antirheumatika, werden häufig zur Schmerzlinderung eingesetzt. Die Titration ist wichtig, um die Dosis anzupassen und die Linderung zu optimieren und gleichzeitig die Nebenwirkungen zu minimieren.
- **Kontrolle der respiratorischen Symptome:** Bei Dyspnoe (Atemnot) können Bronchodilatatoren, Opioide und andere Medikamente verschrieben werden, um die Atmung des Patienten zu verbessern.
- **Umgang mit Übelkeit und Erbrechen :** Antiemetika werden zur Kontrolle von Übelkeit und Erbrechen eingesetzt. Die Wahl der Medikamente hängt von der zugrundeliegenden Ursache und den Vorlieben des Patienten ab.
- **Angstlinderung:** Benzodiazepine können verschrieben werden, um Angstzustände und Unruhe bei Patienten zu lindern. Ihre Anwendung sollte jedoch vorsichtig sein, um eine übermäßige Sedierung zu vermeiden.
- **Behandlung von Depressionen:** Antidepressiva können zur Behandlung von Depressionen, die am Lebensende auftreten können, empfohlen werden. Die Wahl des Medikaments hängt von der Situation des Patienten ab.

Nicht-pharmakologische Ansätze :

- **Komplementäre Therapien:** Ansätze wie Akupunktur, Massagetherapie, Reflexzonenmassage und Musiktherapie können als Ergänzung zur pharmakologischen Behandlung eine symptomatische Linderung bieten.
- **Unterstützende Therapie:** Psychotherapie, Gruppentherapie und Familientherapie können den

Patienten helfen, mit ihren Emotionen umzugehen, Ängste zu reduzieren und ihr psychologisches Wohlbefinden zu verbessern.

- **Physikalische Therapien:** Krankengymnastik und Physiotherapie können helfen, die Mobilität zu erhalten und Komplikationen im Zusammenhang mit Immobilität zu verhindern.
- **Palliativmedizinische Betreuung:** Die Palliativmedizinische Betreuung umfasst Maßnahmen zur Verbesserung des körperlichen Wohlbefindens, wie z.B. Neupositionierung, Temperaturmanagement und Mundhygiene.
- **Spirituelle Unterstützung: Spirituelle** und religiöse Berater können dem Patienten am Lebensende emotionale und spirituelle Unterstützung bieten und dabei helfen, in dieser Zeit Sinn und Frieden zu finden.
- **Künstlerische Therapien:** Kunsttherapie, Tanztherapie und andere Formen kreativer Therapien können Patienten helfen, ihre Gefühle auszudrücken und einen Weg zu finden, sich am Lebensende auszudrücken.

Die Kombination von pharmakologischen und nicht-pharmakologischen Ansätzen ermöglicht es dem palliativmedizinischen Fachpersonal, effektiv auf die komplexen Bedürfnisse des Patienten am Lebensende einzugehen. Durch die Anpassung der Interventionen an die individuelle Situation des Patienten wird eine umfassende Linderung des Leidens und eine Verbesserung der Lebensqualität gefördert.

Umgang mit emotionalen und psychologischen Symptomen

Der Umgang mit emotionalen und psychologischen Symptomen ist ein entscheidender Teil der Palliativmedizin, da Patienten am Lebensende oft mit einer komplexen Palette von Emotionen und psychologischen Leiden konfrontiert sind. Die Behandlung dieser Symptome zielt darauf ab, das emotionale Wohlbefinden des Patienten zu verbessern, einen gesunden Trauerprozess zu fördern und Unterstützung für einen friedlichen Übergang zum Lebensende zu bieten.

Psychologische und emotionale Ansätze :

- **Psychologische Unterstützung:** Palliativmedizinische Fachkräfte, einschließlich Psychologen und Berater, bieten emotionale Unterstützung, indem sie Gesprächsräume zur

Verfügung stellen, in denen Ängste, Sorgen und Gefühle im Zusammenhang mit dem Lebensende ausgedrückt werden können.

- **Unterstützende Therapie:** Psychotherapie, insbesondere die kognitive Verhaltenstherapie (KVT), kann bei der Behandlung von Depressionen, Angstzuständen und anderen häufigen emotionalen Störungen helfen.
- **Angstmanagement:** Entspannungstechniken, tiefes Atmen, Meditation und Achtsamkeit werden eingesetzt, um Angst zu reduzieren und ein Gefühl der Ruhe zu fördern.
- **Emotionaler Ausdruck: Die** Ermutigung der Patienten, ihre Gefühle auszudrücken, kann helfen, emotionale Spannungen zu lindern. Kunsttherapie, Schreiben und andere Formen des kreativen Ausdrucks können zu diesem Zweck eingesetzt werden.
- **Umgang mit vorausschauender Trauer:** Patienten am Lebensende können eine vorausschauende Trauer um ihr eigenes Leben empfinden. Gespräche über dieses Thema sowie Ratschläge und Ressourcen zum Thema Trauer können helfen, diesen Prozess zu erleichtern.
- **Spirituelle Unterstützung: Spirituelle** oder religiöse Berater können den Patienten helfen, spirituelle Fragen anzusprechen und in dieser Zeit Trost in ihrem Glauben zu finden.

Pharmakotherapeutische Ansätze :

- **Antidepressiva:** Wenn eine Depression vorliegt, können Antidepressiva verschrieben werden, um die depressiven Symptome zu lindern und das emotionale Wohlbefinden zu verbessern.
- Anxiolytika : Anxiolytika können verwendet werden, um Angst und Unruhe bei Patienten am Lebensende zu reduzieren, aber sie sollten mit Vorsicht verwendet werden, um eine übermäßige Sedierung zu vermeiden.
- **Leichte Sedierung:** In einigen Fällen kann eine leichte Sedierung angewendet werden, um Unruhe und schweres emotionales Unbehagen bei Patienten im Endstadium zu lindern.
- **Symptomkontrolle:** Durch die Verbesserung des Umgangs mit körperlichen Symptomen wie Schmerzen und Atemnot tragen medizinische Fachkräfte häufig dazu bei, die damit verbundenen emotionalen Symptome zu reduzieren.

- **Aufklärung und Unterstützung durch die Familie:** Die Familien sollten über die emotionalen Symptome, die der Patient empfinden kann, informiert und ermutigt werden, Unterstützung und Trost zu spenden.

Der Umgang mit emotionalen und psychologischen Symptomen in der Palliativmedizin trägt dazu bei, die Lebensqualität des Patienten am Lebensende zu verbessern und einen friedlichen Übergangsprozess zu fördern. Durch den Einsatz einer Kombination aus therapeutischen und unterstützenden Ansätzen helfen die Gesundheitsfachkräfte den Patienten, sich ihren Emotionen zu stellen und in dieser heiklen Zeit Sinn und Komfort zu finden.

Anpassung des Pflegeplans an die Entwicklung des Zustands des Patienten

Die Anpassung des Pflegeplans an den sich verändernden Zustand des Patienten ist ein entscheidender Aspekt der Palliativmedizin. Patienten am Lebensende können schnelle und unvorhersehbare Veränderungen in ihrem Gesundheitszustand erfahren, und es ist von entscheidender Bedeutung, dass das medizinische Fachpersonal bereit ist, die Versorgung anzupassen, um den sich ändernden Bedürfnissen gerecht zu werden. Diese Anpassung stellt sicher, dass der Patient während seines gesamten Weges am Lebensende eine angemessene und individuelle Versorgung erhält.

- **Kontinuierliche Überwachung:** Das Gesundheitspersonal muss den Zustand des Patienten am Lebensende regelmäßig überwachen. Dies kann die Überprüfung der Vitalzeichen, die Beurteilung der Symptome und die Beobachtung von Veränderungen im Gesamtzustand des Patienten beinhalten.
- **Regelmäßige Beurteilung:** Regelmäßige Beurteilungen des Zustands des Patienten helfen, neue Symptome oder Veränderungen des Gesundheitszustands frühzeitig zu erkennen. Diese Informationen helfen bei der Anpassung des Pflegeplans.
- **Offene Kommunikation:** Die Kommunikation zwischen dem Patienten, seiner Familie und dem Pflegeteam ist von entscheidender Bedeutung, um Informationen über Veränderungen und neue Bedürfnisse auszutauschen. Dies ermöglicht eine informierte Entscheidungsfindung.

- **Flexibilität in den Behandlungen :** Die pharmakologische und nicht-pharmakologische Behandlung muss flexibel sein und an die aktuellen Symptome und Bedürfnisse des Patienten angepasst werden.
- **Anpassung der Ziele:** Wenn sich der Zustand des Patienten verschlechtert, können sich die Ziele der Pflege von der Symptombehandlung hin zu einer Unterstützung entwickeln, die sich mehr auf Komfort und Lebensqualität konzentriert.
- **Emotionale Unterstützung:** Veränderungen im Zustand des Patienten können emotionale Auswirkungen auf ihn selbst und seine Familie haben. Die psychologische und emotionale Unterstützung muss entsprechend angepasst werden.
- **Evolutiver Pflegeplan:** Der Pflegeplan sollte als ein evolutives Dokument betrachtet werden, das sich an die sich ändernden Bedürfnisse des Patienten anpassen kann.
- **Planung des Überganges:** Wenn der Zustand des Patienten auf einen bevorstehenden Übergang zum Lebensende hindeutet, müssen Gespräche über die Planung des Lebensendes und der Komfortpflege eingeleitet werden.
- **Ehrliche Gespräche :** Wenn sich der Zustand des Patienten verschlechtert, sollte das medizinische Fachpersonal offene und ehrliche Gespräche mit dem Patienten und seiner Familie führen, um die Veränderungen und Pflegeoptionen zu erläutern.
- **Respekt vor den** Entscheidungen des Patienten **:** Auch wenn sich der Zustand des Patienten verschlechtert, müssen seine Entscheidungen und Wünsche bezüglich der Behandlung respektiert und so weit wie möglich befolgt werden.

Die kontinuierliche Anpassung des Versorgungsplans an den sich verändernden Zustand des Patienten stellt sicher, dass die Palliativversorgung angemessen und patientenorientiert bleibt. Indem sie auf sich ändernde Bedürfnisse achten und die Maßnahmen entsprechend anpassen, bieten palliativmedizinische Fachkräfte eine umfassende und reaktionsschnelle Unterstützung, um den Komfort, die Würde und die Lebensqualität des Patienten am Lebensende zu gewährleisten.

Kapitel 4

Schmerzmanagement und Symptome

Bewertung von Schmerzen und Verwendung von Bewertungsskalen

Unterscheidung zwischen akuten und chronischen Schmerzen

Die Unterscheidung zwischen akuten und chronischen Schmerzen ist in der Palliativmedizin von entscheidender Bedeutung, da sie die Ansätze zur Schmerzbehandlung und die Wahl der Behandlungsmethoden für Patienten am Lebensende bestimmt. Das Verständnis der Unterschiede zwischen diesen beiden Arten von Schmerzen ermöglicht es dem medizinischen Fachpersonal, eine angemessene und effektive Schmerzlinderung zu bieten und gleichzeitig die Lebensqualität des Patienten zu verbessern.

Akute Schmerzen :

- **Zugrunde liegende Ursache :** Akuter Schmerz wird in der Regel durch eine identifizierbare Verletzung, Krankheit oder ein Trauma verursacht. Er ist oft das Ergebnis von Gewebeschäden, Entzündungen oder medizinischen Eingriffen.
- **Plötzlicher Beginn:** Akute Schmerzen beginnen in der Regel plötzlich und können intensiv sein. Er ist oft mit einem akuten medizinischen Zustand oder einem medizinischen Verfahren verbunden.
- **Begrenzte Dauer:** Akute Schmerzen sind in der Regel von kurzer Dauer, die von einigen Stunden bis zu einigen Wochen reicht, und sie nehmen ab, wenn die zugrunde liegende Ursache behandelt wird oder heilt.
- **Vorhersehbarkeit:** Akuter Schmerz ist oft vorhersehbar, was die Ursache und die Dauer betrifft. Er nimmt mit dem Fortschreiten des Heilungsprozesses ab.
- **Reaktion auf die Behandlung :** Akute Schmerzen sprechen in der Regel gut auf medizinische Behandlungen an, wie z.B. Schmerzmittel und die Behandlung der zugrundeliegenden Ursache.

Chronische Schmerzen :

- **Zugrunde liegende Ursache :** Chronische Schmerzen können durch chronische Krankheiten, Nervenschädigungen, Entzündungszustände oder andere

70

komplexe Faktoren verursacht werden. Die Ursache kann schwer zu identifizieren sein.

- **Längere Dauer :** Chronische Schmerzen dauern in der Regel länger als drei Monate oder sogar auf unbestimmte Zeit. Er kann auch nach der Heilung der ursprünglichen Ursache fortbestehen.

- **Variable Intensität:** Chronische Schmerzen können sich im Laufe der Zeit in ihrer Intensität ändern, von leicht bis schwer. Es kann Perioden vorübergehender Linderung geben, gefolgt von Rückfällen.

- **Einfluss auf die Lebensqualität:** Chronische Schmerzen können einen erheblichen Einfluss auf die Lebensqualität des Patienten haben und seinen Schlaf, seine Stimmung, seine Mobilität und seine täglichen Aktivitäten beeinträchtigen.

- **Reaktion auf die Behandlung :** Chronische Schmerzen können schwieriger zu bewältigen sein und möglicherweise nicht so gut auf herkömmliche Behandlungen ansprechen. Häufig ist ein multidisziplinärer Ansatz erforderlich.

Indem sie den Unterschied zwischen akuten und chronischen Schmerzen verstehen, können palliativmedizinische Fachkräfte ihre Strategien zur Schmerzbehandlung auf die spezifischen Bedürfnisse des Patienten abstimmen. Sie können eine gezielte Versorgung anbieten, die darauf abzielt, Schmerzen zu lindern und die Lebensqualität zu verbessern, indem sie die physischen, emotionalen und psychologischen Aspekte des Leidens eines Patienten am Lebensende berücksichtigen.

Methoden zur Bewertung von Schmerzen: Visuelle Skalen, numerische Skalen, etc.
Die genaue Beurteilung von Schmerzen ist für eine effektive Schmerzbehandlung in der Palliativmedizin von grundlegender Bedeutung. Das medizinische Fachpersonal verwendet verschiedene Bewertungsmethoden, um die Intensität und die Merkmale der vom Patienten empfundenen Schmerzen zu verstehen. Diese Bewertungen liefern wichtige Informationen, um die Behandlung und Interventionen anzupassen und so eine optimale Schmerzlinderung zu gewährleisten.
Visuelle Analogskala (VAS): Die VAS ist eine grafische Skala, auf der der Patient seine Schmerzen auf einer geraden Linie markiert, die von keinen Schmerzen (0) bis zu den maximal

vorstellbaren Schmerzen (10) reicht. Diese Methode ermöglicht es, die Schmerzintensität visuell und einfach zu messen.

Numerische Skala (EN) : Die EN ist eine Skala, bei der der Patient seinen Schmerzen eine Zahl zuordnet, in der Regel von 0 bis 10, um die Intensität der Schmerzen anzugeben. Sie ist der VAS ähnlich, schließt jedoch den visuellen Aspekt nicht mit ein.

Einfache Verbale Skala (EVS): Bei der EVS wird der Patient gebeten, einen von mehreren Begriffen (wie "keine Schmerzen", "leichte Schmerzen", "mäßige Schmerzen", "starke Schmerzen" usw.) auszuwählen, um sein Schmerzniveau zu beschreiben.

Digitale Verbalskala (NVS) : Die EVN kombiniert Elemente der verbalen und numerischen Skalen. Der Patient wählt ein Adjektiv aus einer Liste (wie "kein Schmerz", "leichter Schmerz", "mäßiger Schmerz", "starker Schmerz") und vergibt dann eine Zahl, um die Intensität des Schmerzes anzugeben.

Fragebögen zur Selbsteinschätzung: Einige Fragebögen, wie der McGill Pain Index (IDM), ermöglichen es den Patienten, ihre Schmerzen zu beschreiben, indem sie spezifische Wörter und Sätze verwenden, um die Eigenschaften ihrer Schmerzen zu beschreiben, wie z.B. die Qualität und den Ort der Schmerzen.

Kontinuierliche Beurteilung: In der Palliativmedizin muss die Schmerzbeurteilung kontinuierlich und regelmäßig erfolgen, da sich die Intensität und die Merkmale des Schmerzes ändern können. Die Patienten sollten ermutigt werden, ihre Schmerzen jederzeit zu äußern.

Ganzheitlicher Ansatz: Zusätzlich zu den Bewertungsskalen berücksichtigen palliativmedizinische Fachkräfte auch die verbalen und nonverbalen Äußerungen des Patienten sowie psychologische, emotionale und kontextuelle Faktoren, die das Schmerzempfinden beeinflussen können.

Die Anwendung verschiedener Methoden zur Schmerzbewertung ermöglicht es den in der Palliativmedizin tätigen Fachkräften, umfassende Informationen über die Intensität und die Merkmale der vom Patienten empfundenen Schmerzen zu sammeln. Dies gewährleistet, dass die Schmerztherapie präzise angepasst wird und die Schmerzlinderung optimal ist, was zur Verbesserung der Lebensqualität des Patienten am Lebensende beiträgt.

Die Bedeutung der Kommunikation mit dem Patienten für eine genaue Bewertung

Eine offene und effektive Kommunikation zwischen dem Patienten und dem Pflegeteam ist entscheidend für eine genaue Schmerzbeurteilung in der Palliativmedizin. Patienten am Lebensende können eine Vielzahl von Emotionen, Ängsten und Sorgen in Bezug auf ihre Schmerzen empfinden.

Präzise Schilderung von Schmerzen: Der Patient ist die zuverlässigste Quelle für Informationen über seine eigenen Schmerzen. Durch die Förderung einer offenen Kommunikation können Patienten die Art, die Intensität, den Ort und die Merkmale ihrer Schmerzen beschreiben, was dem Gesundheitspersonal hilft, die Situation genauer einzuschätzen.

Einfluss von Emotionen : Schmerzen am Lebensende können von emotionalen Faktoren wie Angst, Furcht, Traurigkeit und Frustration beeinflusst werden. Die Patienten können beschreiben, wie ihre Emotionen mit ihren Schmerzen interagieren, was einen ganzheitlicheren Ansatz bei der Behandlung ermöglicht.

Schmerzverlauf: Die Patienten können erklären, wie sich ihre Schmerzen im Laufe der Zeit verändern. Dies umfasst die Zeiten, in denen die Schmerzen stärker sind, die Zeiten der Linderung und die Faktoren, die diese Veränderungen zu beeinflussen scheinen.

Reaktion auf Behandlungen : Die offene Kommunikation ermöglicht es den Patienten zu beschreiben, wie sie auf die Schmerztherapie ansprechen.

Präferenzen für die Behandlung : Patienten können ihre Behandlungspräferenzen angeben, einschließlich ihrer früheren Erfahrungen mit bestimmten Medikamenten oder Ansätzen, was es dem medizinischen Fachpersonal ermöglicht, die Behandlungsoptionen anzupassen.

Auswirkungen auf die Lebensqualität: Die Patienten können erklären, wie ihre Schmerzen ihre allgemeine Lebensqualität beeinträchtigen, einschließlich ihrer Fähigkeit zu schlafen, sozial zu interagieren, sich zu bewegen und an sinnvollen Aktivitäten teilzunehmen.

Vertrauen und Empowerment: Eine offene Kommunikation stärkt das Vertrauen zwischen dem Patienten und dem Pflegeteam, was dazu führen kann, dass der Patient sich stärker in die Entscheidungen über seine eigene Schmerzbehandlung einbezogen fühlt.

Berücksichtigung kultureller Faktoren: Eine aufmerksame Kommunikation ermöglicht es den Patienten auch, kulturelle oder spirituelle Faktoren mitzuteilen, die ihre Wahrnehmung von Schmerzen und ihre Behandlungspräferenzen beeinflussen können.

Die Kommunikation mit dem Patienten ist ein Eckpfeiler für die genaue Beurteilung von Schmerzen in der Palliativmedizin. Durch die Schaffung eines Raums des Vertrauens, in dem die Patienten ihre Empfindungen, Bedürfnisse und Sorgen äußern können, können die Angehörigen der Gesundheitsberufe den Schmerz im Gesamtkontext des Lebens des Patienten besser verstehen, was zu einer effektiveren und einfühlsameren Schmerzbehandlung führt.

Pharmakologische und nicht-pharmakologische Ansätze

Analgetika: Bewertung und angepasste Verabreichung

Analgetika spielen eine zentrale Rolle bei der Schmerzbehandlung in der Palliativmedizin. Eine sorgfältige Beurteilung der Schmerzen des Patienten und seiner individuellen Bedürfnisse ist entscheidend, um die richtige Wahl der Analgetika und deren Verabreichung zu bestimmen. Ziel ist es, eine optimale Linderung zu erreichen und gleichzeitig die unerwünschten Nebenwirkungen zu minimieren.

Schmerzbeurteilung: Bevor ein Schmerzmittel verschrieben wird, müssen die Angehörigen der Gesundheitsberufe eine umfassende Beurteilung der Schmerzen des Patienten durchführen. Dies beinhaltet die Verwendung von Schmerzskalen, die Diskussion mit dem Patienten über die Intensität, Qualität und Lokalisierung der Schmerzen sowie die Berücksichtigung emotionaler und psychologischer Faktoren.

Wahl des Analgetikums: Auf der Grundlage der Beurteilung wird das medizinische Fachpersonal ein Analgetikum wählen, das der Intensität und den Merkmalen des Schmerzes entspricht. Analgetika werden in der Regel in drei Stufen eingeteilt: Nicht-Opioid-Analgetika, schwache Opioide und starke Opioide.

Nicht-opioide Analgetika: Diese werden in der Regel bei leichten bis mäßigen Schmerzen eingesetzt. Sie umfassen Medikamente wie Paracetamol und nichtsteroidale

Antirheumatika (NSAR). Die Vorteile dieser Medikamente sind ihr im Allgemeinen niedriges Nebenwirkungsprofil.

Schwache Opioide: Bei mäßigen bis starken Schmerzen können schwache Opioide, wie Codein und Tramadol, verschrieben werden. Sie haben ein höheres Nebenwirkungspotenzial als nicht-opioide Analgetika, bieten aber eine stärkere Linderung.

Starke **Opioide:** Starke Opioide, wie Morphin, Oxycodon und Fentanyl, werden bei schweren und chronischen Schmerzen eingesetzt. Sie sind wirksam bei der Linderung starker Schmerzen, bedürfen jedoch aufgrund des erhöhten Risikos von Nebenwirkungen einer sorgfältigen Überwachung.

Geeignete Verabreichung: Analgetika werden normalerweise oral in Form von Tabletten, Flüssigkeiten oder Hautpflastern verabreicht. In Fällen, in denen der Patient jedoch nicht in der Lage ist, Medikamente zu schlucken oder oral einzunehmen, können andere Verabreichungswege wie subkutane, intramuskuläre oder intravenöse Injektionen verwendet werden.

Titration und Äquianalgesie: Die Titration ist die Anpassung der Dosis von Schmerzmitteln an die Schmerzintensität des Patienten. Die Äquianalgesie ermöglicht es, die Dosis von einem Schmerzmittel auf ein anderes umzustellen und dabei eine gleichwertige Linderung aufrechtzuerhalten.

Nebenwirkungen und Management: Angehörige der Gesundheitsberufe sollten die Nebenwirkungen von Analgetika, wie Sedierung, Verstopfung, Übelkeit und Erbrechen, sorgfältig überwachen. Spezifische Maßnahmen, wie z.B. Medikamente gegen Verstopfung, können erforderlich sein, um diese Wirkungen zu mildern.

Durch die Anpassung der Schmerzerfassung und der Auswahl der Schmerzmittel an die individuellen Bedürfnisse des Patienten strebt das palliativmedizinische Fachpersonal eine optimale Schmerzlinderung bei gleichzeitiger Minimierung unerwünschter Nebenwirkungen an. Die offene Kommunikation mit dem Patienten ist entscheidend für die Anpassung der Dosis an die Entwicklung der Schmerzen und die Reaktionen auf die Behandlung, um so maximalen Komfort während der gesamten letzten Lebensphase zu gewährleisten.

Anwendung von Entspannungs- und Meditationstechniken

In der Palliativmedizin ist die Schmerzbehandlung nicht nur auf den Einsatz von Medikamenten beschränkt. Entspannungs- und Meditationstechniken spielen eine wichtige Rolle bei der ganzheitlichen Behandlung von Schmerzen. Diese nicht-pharmakologischen Ansätze geben Patienten am Lebensende Werkzeuge an die Hand, um ihre Schmerzen auf ergänzende Weise zu bewältigen und ihr emotionales Wohlbefinden zu stärken.

Entspannungstechniken :

- **Tiefe Atmung:** Die Unterweisung der Patienten in tiefen Atemtechniken kann dazu beitragen, die Muskelspannung zu verringern und die Entspannung zu fördern, was zu einer teilweisen Schmerzlinderung beitragen kann.
- **Progressive Muskelrelaxation:** Bei dieser Methode werden verschiedene Muskelgruppen allmählich angespannt und entspannt, um eine tiefe Entspannung herbeizuführen und Spannungen abzubauen.
- **Geführte Bildgebung:** Indem sie die Patienten durch positive und beruhigende Visualisierungen führen, können medizinische Fachkräfte dazu beitragen, die Aufmerksamkeit von den Schmerzen abzulenken und ein Gefühl der Ruhe zu schaffen.
- **Therapeutische Massage:** Sanfte Massagen können die Muskelspannung reduzieren, die Durchblutung fördern und ein allgemeines Gefühl der Entspannung hervorrufen, was zur Schmerzlinderung beitragen kann.

Meditationstechniken :

- **Achtsamkeitsmeditation:** Durch die Konzentration auf den gegenwärtigen Moment können Patienten eine bessere Schmerztoleranz entwickeln, indem sie ihre Empfindungen und Gedanken ohne Bewertung beobachten.
- **Visualisierungsmeditation:** Die Patienten werden durch positive Visualisierungen geführt, um einen friedlichen und entspannten Geisteszustand zu schaffen, der dazu beitragen kann, die Schmerzwahrnehmung zu mindern.
- **Transzendentale Meditation:** Diese Technik beinhaltet die stille Wiederholung eines Mantras, um den Geist zu beruhigen und die Entspannung zu fördern, was bei der Linderung von Schmerzen hilfreich sein kann.
- **Atemgestützte Meditation:** Durch die Konzentration auf den Atem können die Patienten ihren Geist beruhigen und eine mentale Trennung von den Schmerzen herbeiführen.

Individuelle Anpassung der Techniken: Die Entspannungs- und Meditationstechniken müssen an die individuellen Vorlieben und Fähigkeiten des Patienten angepasst werden. Manche Menschen bevorzugen vielleicht die stille Meditation, während andere Muskelentspannung für effektiver halten.

Integration in die ganzheitliche Pflege: Entspannungs- und Meditationstechniken sind kein Ersatz für medizinische Behandlungen, aber sie werden oft ergänzend eingesetzt, um einen ganzheitlichen Ansatz zur Schmerzbehandlung zu bieten.

Schulung und Ermutigung : Die Patienten können von der Schulung und Praxis dieser Techniken profitieren, und es ist wichtig, sie zu ermutigen, sie regelmäßig anzuwenden, um den vollen Nutzen zu erzielen.

Durch die Integration von Entspannungs- und Meditationstechniken in die palliativmedizinische Versorgung geben Gesundheitsfachkräfte den Patienten praktische Werkzeuge an die Hand, um Schmerzen proaktiv zu bewältigen. Diese Ansätze ermöglichen es den Patienten, sich im Prozess der Schmerzlinderung selbständiger zu fühlen, indem sie auch ihr emotionales und mentales Wohlbefinden in dieser sensiblen Zeit stärken.

Integration von Komplementärtherapien zur Linderung von Symptomen

In der Palliativmedizin kann die Integration komplementärer Therapien eine bedeutende Rolle bei der Linderung der körperlichen, emotionalen und psychologischen Symptome von Patienten am Lebensende spielen. Diese ganzheitlichen Ansätze sind so konzipiert, dass sie die traditionellen medizinischen Behandlungen ergänzen und einen umfassenderen Ansatz zur Behandlung von Symptomen bieten, wodurch die Lebensqualität der Patienten verbessert wird.

Therapien zur Linderung von Symptomen :

- **Massagetherapie:** Therapeutische Massagen können die Muskelspannung reduzieren, die Blutzirkulation verbessern und körperliche Beschwerden verringern.
- Akupunktur : Akupunktur kann helfen, Schmerzen, Übelkeit, Erbrechen und Schlafstörungen zu reduzieren und ein Gefühl der Entspannung zu fördern.

- **Aromatherapie:** Ätherische Öle können zur Linderung von Angstzuständen, Schlaflosigkeit und anderen emotionalen Symptomen sowie zur Verbesserung des körperlichen Wohlbefindens eingesetzt werden.
- **Reflexzonenmassage:** Diese Technik übt Druck auf bestimmte Punkte an Füßen und Händen aus, um die Entspannung zu fördern und Schmerzen zu lindern.
- **Musiktherapie:** Das Hören von beruhigender Musik kann Ängste reduzieren, die Stimmung verbessern und eine ruhige Umgebung schaffen.
- **Kunsttherapie:** Zeichnen, Malen und andere Formen des künstlerischen Ausdrucks können Patienten helfen, ihre Gefühle auszudrücken, sich zu entspannen und ein Gefühl der Erfüllung zu finden.

Persönlicher Ansatz: Es ist wichtig, dass die ergänzenden Therapien auf die individuellen Vorlieben und Bedürfnisse des Patienten zugeschnitten werden. Was bei einem Patienten funktioniert, kann bei einem anderen nicht funktionieren.

Kontinuierliche Bewertung: Die Angehörigen der Gesundheitsberufe sollten die Reaktion des Patienten auf die ergänzenden Therapien sorgfältig überwachen und gegebenenfalls Anpassungen vornehmen.

Multidisziplinäres Behandlungsteam: Komplementäre Therapien müssen als Teil eines umfassenden und koordinierten Ansatzes integriert werden, der verschiedene Mitglieder des Behandlungsteams einbezieht, einschließlich Ärzte, Krankenschwestern, Sozialarbeiter und Spezialtherapeuten.

Wissenschaftliche Validierung: Obwohl komplementäre Therapien Vorteile bei der Linderung von Symptomen gezeigt haben, ist es wichtig, Ansätze mit einer soliden wissenschaftlichen Grundlage zu wählen und sie auf sinnvolle Weise zu integrieren.

Die Integration komplementärer Therapien in die Palliativmedizin bietet den Patienten zusätzliche Optionen zur Bewältigung ihrer Symptome und zur Verbesserung ihres allgemeinen Wohlbefindens. Durch die Kombination dieser Ansätze mit konventionellen medizinischen Behandlungen bieten die Angehörigen der Gesundheitsberufe eine umfassende Palette an Unterstützung für Patienten am Lebensende, wobei sie deren individuelle Präferenzen respektieren und versuchen, ihren körperlichen und emotionalen Bedürfnissen gerecht zu werden.

Umgang mit anderen häufigen Symptomen

Übelkeit und Erbrechen : Medizinische Behandlung und Prävention

Übelkeit und Erbrechen sind häufige Symptome in der Palliativmedizin, die durch die zugrunde liegende Krankheit, die medizinische Behandlung oder emotionale Faktoren verursacht werden können. Die effektive Behandlung dieser Symptome ist entscheidend für die Verbesserung der Lebensqualität von Patienten am Lebensende. Die Ansätze umfassen medizinische Behandlungen und präventive Strategien, um die Inzidenz und den Schweregrad dieser Symptome zu reduzieren.

Medizinische Behandlungen :
- Antiemetika: Antiemetika sind Medikamente, die zur Vorbeugung oder Behandlung von Übelkeit und Erbrechen entwickelt wurden. Sie wirken, indem sie die Signale im Gehirn blockieren, die für diese Symptome verantwortlich sind. Je nach Ursache und Schweregrad der Übelkeit und des Erbrechens können verschiedene Klassen von Antiemetika eingesetzt werden.
- **Anticholinergische Medikamente:** Diese Medikamente blockieren die Signale zwischen Nerven und Muskeln, was dazu beitragen kann, die Kontraktionen des Magens zu reduzieren, die für Übelkeit und Erbrechen verantwortlich sind.
- **Prokinetische Medikamente:** Prokinetische Medikamente helfen, die Bewegung der Nahrung durch den Magen und Darm zu beschleunigen, was das Gefühl der Übelkeit reduzieren kann.

Präventive Strategien :
- **Schmerzmanagement:** Unbehandelte Schmerzen können Übelkeit und Erbrechen verschlimmern. Eine angemessene Schmerzbehandlung kann daher zur Verringerung dieser Symptome beitragen.
- **Hydratation:** Die Aufrechterhaltung einer ausreichenden Flüssigkeitszufuhr kann dazu beitragen, Übelkeit und Erbrechen zu verhindern. Häufige kleine Flüssigkeitsmengen werden jedoch oft besser vertragen als große Mengen auf einmal.
- **Ausgewogene Ernährung:** Eine ausgewogene und leichte Ernährung kann die Übelkeit minimieren. Die

Vermeidung von fettigen, scharfen und geruchsintensiven Speisen kann hilfreich sein.

- **Vermeiden Sie starke Gerüche :** Starke Gerüche können Übelkeit auslösen. Die Vermeidung von Umgebungen mit starken Gerüchen kann helfen, die Symptome zu verhindern.
- **Stress- und Angstbewältigung:** Stress und Angst können die Übelkeit verschlimmern. Entspannungstechniken, Meditation und andere psychologische Ansätze können hilfreich sein.

Personalisierung: Da jeder Patient einzigartig ist, ist es wichtig, die Behandlung an die individuellen Bedürfnisse und Vorlieben anzupassen.

Kommunikation und kontinuierliche Bewertung: Die Angehörigen der Gesundheitsberufe müssen eine offene Kommunikation mit dem Patienten pflegen, um die Wirksamkeit der Behandlung zu überwachen und die Strategien entsprechend anzupassen.

Die Behandlung von Übelkeit und Erbrechen in der Palliativmedizin zielt darauf ab, eine wirksame Linderung zu bieten und gleichzeitig unerwünschte Nebenwirkungen zu minimieren. Durch die Kombination gezielter medizinischer Behandlungen mit präventiven Strategien und unter Berücksichtigung der spezifischen Bedürfnisse des Patienten tragen die Angehörigen der Gesundheitsberufe dazu bei, den Komfort und die Lebensqualität des Patienten während dieser sensiblen Phase zu verbessern.

Müdigkeit und Schwäche: Ansätze zum Umgang mit Müdigkeit

Müdigkeit und Schwäche sind häufige Symptome bei Palliativpatienten und können einen erheblichen Einfluss auf die Lebensqualität haben. Der effektive Umgang mit Müdigkeit erfordert einen multidisziplinären Ansatz, der medizinische, verhaltenstherapeutische und psychologische Strategien kombiniert, um den Patienten zu helfen, ihre Energie zu bewahren und ein gewisses Maß an Komfort zu erhalten.

Medizinische Strategien :

- Umfassende **Beurteilung:** Eine gründliche Beurteilung der Müdigkeit ist wichtig, um die zugrunde liegenden Ursachen zu identifizieren, ob sie nun mit der Krankheit selbst, den Behandlungen oder anderen medizinischen Faktoren zusammenhängen.

- **Optimierung von Medikamenten :** Medikamente, die zur Müdigkeit beitragen, können nach Möglichkeit angepasst oder ersetzt werden. Der Umgang mit den Nebenwirkungen von Medikamenten kann ebenfalls dazu beitragen, die Müdigkeit zu verringern.
- **Umgang mit verwandten Symptomen :** Symptome wie Schmerzen, Übelkeit, Schlafstörungen und Depressionen können die Müdigkeit verschlimmern. Durch die Behandlung dieser Symptome kann die Müdigkeit besser kontrolliert werden.

Verhaltensstrategien :

- **Energiemanagement:** Ermutigen Sie die Patienten zu einem vernünftigen Energiemanagement, indem Sie Aktivitäten zu den Tageszeiten planen, zu denen sie sich am energiegeladensten fühlen. Regelmäßige Ruhepausen sind ebenfalls wichtig.
- **Sanfte körperliche Aktivität:** Obwohl Ruhe wichtig ist, kann eine sanfte körperliche Aktivität wie Spazierengehen oder Yoga helfen, die Muskelkraft zu erhalten und die Ausdauer zu verbessern.
- **Ausgewogene Ernährung:** Eine ausgewogene und nährstoffreiche Ernährung kann zur Aufrechterhaltung der Energie beitragen. Kleine und häufige Mahlzeiten können besser vertragen werden als große Mahlzeiten.

Psychologische Strategien :

- **Stressmanagement:** Stress und Angstzustände können zu Müdigkeit beitragen. Entspannungs-, Meditations- und Atemtechniken können helfen, mit diesen Faktoren umzugehen.
- **Psychologische Unterstützung:** Die Bereitstellung von psych **ologischer** und emotionaler Unterstützung kann den Patienten helfen, mit der Müdigkeit umzugehen und die damit verbundenen Gefühle besser zu verstehen.
- **Realistische Ziele setzen: Die** Ermutigung der Patienten, sich realistische Ziele für den Tag zu setzen, kann eine Überforderung mit Aktivitäten verhindern und helfen, einer zunehmenden Müdigkeit vorzubeugen.

Kontinuierliche Beurteilung: Das Gesundheitspersonal sollte die Müdigkeit des Patienten sorgfältig überwachen und die Strategien entsprechend dem Verlauf der Krankheit und der Reaktionen auf die Behandlung anpassen.

Der Umgang mit Müdigkeit und Schwäche in der Palliativmedizin erfordert einen umfassenden Ansatz, der medizinische, verhaltensbezogene und psychologische Aspekte berücksichtigt. Durch die Anpassung der Strategien an die individuellen Bedürfnisse des Patienten und die enge Zusammenarbeit mit dem Pflegeteam wollen die Gesundheitsfachkräfte die Lebensqualität des Patienten verbessern, indem sie ein besseres Gleichgewicht zwischen Aktivität und Ruhe fördern.

Dyspnoe (Atemnot) : Strategien zur Verbesserung der Atmung

Dyspnoe oder Atemnot ist ein häufiges Symptom in der Palliativmedizin, das oft durch fortgeschrittene Lungenerkrankungen, Herzprobleme oder andere medizinische Zustände verursacht wird. Die effektive Behandlung von Dyspnoe ist entscheidend, um die Lebensqualität des Patienten zu verbessern und ihm das Atmen zu erleichtern. Die Ansätze umfassen medizinische und verhaltenstherapeutische Strategien, um die Atembeschwerden zu lindern.

Medizinische Strategien :

- Umfassende **Beurteilung:** Eine gründliche Beurteilung der Dyspnoe ist wichtig, um die zugrunde liegenden Ursachen zu identifizieren und festzustellen, ob sie mit Lungen- oder Herzproblemen oder anderen Faktoren zusammenhängen.
- **Optimierung der Behandlungen :** Die bestehenden Behandlungen für die zugrunde liegenden Erkrankungen müssen optimiert werden, um die Atemnot zu minimieren. Dies kann die Anpassung von Medikamenten und spezifischen Maßnahmen beinhalten.
- **Sauerstofftherapie:** In einigen Fällen kann die Verabreichung von Sauerstoff vorteilhaft sein, um die Sauerstoffzufuhr zu verbessern und die Atemnot zu lindern.

Verhaltensstrategien :

- **Lagerung:** Ermutigen Sie die Patienten, Positionen einzunehmen, die das Atmen erleichtern, wie z.B. leicht nach vorne geneigt zu sitzen oder Kissen zu verwenden, um den Kopf anzuheben.
- **Kontrollierte Atmung:** Wenn Sie den Patienten langsame und tiefe Atemtechniken beibringen, kann dies

dazu beitragen, die Effizienz der Atmung zu verbessern und die mit der Atemnot verbundenen Ängste zu verringern.

- **Belüftung:** Die Verwendung von tragbaren Ventilatoren oder Entlüftungsöffnungen im Patientenzimmer kann die Luftzirkulation fördern und die Atmung erleichtern.

Psychologische Unterstützung :

- **Angstmanagement:** Dyspnoe kann Angst verursachen. Durch den Einsatz von Entspannungstechniken, Meditation und psychologischer Unterstützung können die Patienten die mit ihren Atembeschwerden verbundenen Ängste besser bewältigen.
- **Kommunikation: Die** Ermutigung der Patienten, ihre Gefühle und Sorgen bezüglich der Dyspnoe auszudrücken, kann dazu beitragen, den emotionalen Stress zu reduzieren und das allgemeine Wohlbefinden zu verbessern.

Kontinuierliche Beurteilung: Das medizinische Fachpersonal sollte die Dyspnoe des Patienten sorgfältig überwachen und die Strategien entsprechend dem Verlauf der Krankheit und der Reaktion auf die Behandlung anpassen.

Die Behandlung von Dyspnoe in der Palliativmedizin zielt darauf ab, die Lebensqualität des Patienten zu verbessern, indem ihm das Atmen erleichtert wird. Durch die Kombination von medizinischen und verhaltenstherapeutischen Ansätzen, die auf die individuellen Bedürfnisse des Patienten zugeschnitten sind, tragen die Gesundheitsfachkräfte dazu bei, die Atembeschwerden zu lindern und den Patienten zu helfen, besser mit dieser Schwierigkeit umzugehen.

Kapitel 5

Psychologische und emotionale Unterstützung

Die Bedeutung der psychologischen Unterstützung in der Palliativmedizin

Erkennen Sie die emotionalen Auswirkungen der Krankheit im Endstadium

Eine Krankheit im Endstadium hat einen tiefgreifenden und komplexen Einfluss auf die Emotionen und das emotionale Wohlbefinden der Patienten. Das Erkennen dieser emotionalen Auswirkungen ist entscheidend für die Bereitstellung einer angemessenen und ganzheitlichen Unterstützung für Patienten am Lebensende. Palliativmedizinische Fachkräfte müssen sensibel für die Emotionen des Patienten sein und bereit sein, diesen Aspekten mit Mitgefühl und Empathie zu begegnen.

Vielfalt der Emotionen : Patienten im Endstadium können eine Reihe von intensiven Emotionen erleben, einschließlich Angst, Sorge, Traurigkeit, Wut, Frustration und manchmal sogar ein Gefühl der Erleichterung oder Akzeptanz. Jeder Mensch reagiert anders auf die Realität seiner Situation.

Psychologische Auswirkungen: Die Konfrontation mit der eigenen Sterblichkeit kann zu einer Vielzahl von psychologischen Bedenken führen, wie Kontrollverlust, Gefühl der Hilflosigkeit, Sorge um die Angehörigen, Bedauern und existentielle Fragen über Leben und Tod.

Aktives Zuhören: Das Gesundheitspersonal muss den Patienten aktiv zuhören, damit sie ihre Gefühle vertrauensvoll ausdrücken können. Es ist wichtig, einen sicheren Raum zu schaffen, in dem die Patienten ihre Gedanken und Gefühle ohne Verurteilung mitteilen können.

Validierung von Emotionen : Die Validierung von Emotionen ist von entscheidender Bedeutung. Die Patienten müssen wissen, dass ihre Emotionen angesichts der schwierigen Situation, in der sie sich befinden, normal und verständlich sind.

Offene Kommunikation: Angehörige der Gesundheitsberufe sollten eine offene und ehrliche Kommunikation mit den Patienten über ihre Gefühle fördern. Dies kann helfen, die Quellen emotionaler Not zu identifizieren und Strategien zu entwickeln, um damit umzugehen.

Psychologische Unterstützung: Die Überweisung von Patienten an Psychologen, Sozialarbeiter oder Berater für psychische Gesundheit, die auf Palliativmedizin spezialisiert sind, kann zusätzliche emotionale Unterstützung bieten, um mit der Komplexität der Emotionen am Lebensende umzugehen.

Familie und Angehörige: Es ist wichtig zu erkennen, dass auch die Angehörigen von Patienten am Lebensende emotional stark betroffen sind. Die Bereitstellung emotionaler Unterstützung für die Familie und die Angehörigen kann dazu beitragen, die Lebensqualität des Patienten zu verbessern, indem Stress und Angst reduziert werden.

Die Anerkennung der emotionalen Auswirkungen von Krankheit im Endstadium ist ein wesentlicher Schritt zur Bereitstellung einer umfassenden und patientenzentrierten Versorgung in der Palliativmedizin. Das medizinische Fachpersonal muss eine einfühlsame und fürsorgliche Umgebung schaffen, in der Patienten ihre Emotionen sicher ausdrücken können und die notwendige Unterstützung erhalten, um mit der Komplexität ihrer Gefühle umzugehen.

Die Rolle des Krankenpflegers als emotionaler Unterstützer

Als Krankenpfleger spielen Sie eine entscheidende Rolle, wenn es darum geht, Patienten und ihren Familien auf dem Weg zum Lebensende eine wichtige emotionale Unterstützung zu bieten. Ihre aufmerksame, einfühlsame und mitfühlende Präsenz trägt dazu bei, eine Pflegeumgebung zu schaffen, in der Emotionen vertrauensvoll ausgedrückt werden können und in der das psychologische Wohlbefinden berücksichtigt wird.

Aktives Zuhören und Einfühlungsvermögen: Aktives Zuhören und die Fähigkeit, sich in die Lage des Patienten und seiner Familie zu versetzen, sind Schlüsselkompetenzen für die Bereitstellung emotionaler Unterstützung. Indem Sie aufmerksam ihren Sorgen, Ängsten und Gefühlen zuhören, zeigen Sie, dass Sie sich um ihr Wohlergehen kümmern.

Validierung von Emotionen : Wenn Patienten oder Familien ihre Gefühle zum Ausdruck bringen, ist es wichtig, diese zu validieren. Dies bedeutet, anzuerkennen, dass ihre Gefühle normal und im Kontext ihrer Situation verständlich sind. Validierung kann helfen, Ängste zu reduzieren und eine emotionale Verbindung zu fördern.

Offene Kommunikation: Die Förderung einer offenen und ehrlichen Kommunikation schafft einen Raum, in dem Patienten und Familien ihre Gedanken und Sorgen vertrauensvoll mitteilen können. Dies kann helfen, die Quellen emotionaler Not zu identifizieren und gezielte Unterstützung zu bieten.

Informationen bereitstellen: Eine klare Erklärung der Behandlungen, Pflegeoptionen und Prozesse im Zusammenhang mit dem Lebensende kann dazu beitragen, die

Angst vor dem Unbekannten zu verringern. Informiert zu sein, hilft Patienten und ihren Familien, mit ihrer Situation besser umzugehen.

Unterstützung bei der Entscheidungsfindung: Patienten und Familien können am Lebensende mit schwierigen Entscheidungen konfrontiert werden. Indem Sie sie bei der Entscheidungsfindung unterstützen, Informationen bereitstellen und ihre Entscheidungen respektieren, tragen Sie dazu bei, ihnen ein Gefühl der Kontrolle zu vermitteln.

Umgang mit Angst und Stress: Fähigkeiten zur Stressbewältigung und Entspannungstechniken können hilfreich sein, um Patienten und Familien bei der Bewältigung der Angst und des Stresses zu unterstützen, die mit dem Lebensende verbunden sind.

Vermittlung von Ressourcen: Falls erforderlich, kann die Vermittlung von Patienten und Familien an spezialisierte psychosoziale Fachkräfte oder Selbsthilfegruppen eine gezieltere emotionale Unterstützung bieten.

Vertraulichkeit und Respekt: Indem Sie die Vertraulichkeit wahren und eine respektvolle Pflegeumgebung bieten, schaffen Sie einen Raum, in dem sich Patienten und Familien sicher fühlen und ihre Gefühle mitteilen können.

Als Krankenpfleger sind Sie eine Säule der emotionalen Unterstützung für Patienten und Familien am Lebensende. Ihre Fähigkeit, zuzuhören, Emotionen zu erkennen und mitfühlende Unterstützung zu geben, spielt eine entscheidende Rolle bei der Verbesserung des psychologischen Wohlbefindens der Menschen, die Sie betreuen, und bei der Schaffung einer fürsorglichen und mitfühlenden Pflegeumgebung.

Förderung des psychologischen Wohlbefindens des Patienten und der Familie

Die Förderung des psychologischen Wohlbefindens von Patienten und ihren Familien in der Palliativmedizin ist ein wesentlicher Bestandteil der umfassenden Betreuung. Die emotionalen und psychologischen Herausforderungen, die mit dem Lebensende verbunden sind, erfordern einen aufmerksamen und einfühlsamen Ansatz, um Patienten und ihren Angehörigen zu helfen, mit Stress umzugehen, Bewältigungsstrategien zu entwickeln und Trost zu finden.

Bedarfsermittlung: Bevor das psychologische Wohlbefinden gefördert werden kann, ist es wichtig, die emotionalen und psychologischen Bedürfnisse des Patienten und seiner Familie zu ermitteln. Dies kann durch gezielte Interviews oder Fragebögen geschehen.

Emotionale Unterstützung :

- **Einfühlsames Zuhören: Ein** offenes und verständnisvolles Ohr für die Sorgen und Emotionen des Patienten und seiner Familie zu haben, fördert eine wichtige psychologische Verbindung und Unterstützung.
- **Validierung von Emotionen : Die** Validierung der Emotionen des Patienten und seiner Familie, indem man sie wissen lässt, dass ihre Gefühle normal und verständlich sind, kann helfen, Angst und Stress zu reduzieren.
- **Professionelle Unterstützung: Die** Überweisung von Patienten und ihren Familien an spezialisierte psychosoziale Fachkräfte, wie z.B. Psychologen oder Palliativberater, kann eine gezieltere emotionale Unterstützung bieten.

Bildung :

- **Transparente Information : Die** Bereitstellung klarer und ehrlicher Informationen über die Krankheit, die Behandlungen und die Pflegeoptionen kann die Angst vor dem Unbekannten verringern.
- **Sensibilisierung für normale Reaktionen:** Die Aufklärung der Patienten und ihrer Familien über normale emotionale Reaktionen am Lebensende, wie z.B. vorweggenommene Trauer, kann dazu beitragen, ihre Emotionen zu normalisieren.

Coping-Strategien :

- **Entspannungstechniken:** Das Unterrichten von Entspannungstechniken, tiefer Atmung und Meditation kann Patienten und Familien helfen, mit Stress und Angst umzugehen.
- **Kreativer** Ausdruck: **Die** Förderung von kreativen Ausdrucksformen wie Kunst, Musik oder Schreiben kann helfen, Emotionen zu kanalisieren und ein Ventil zu finden.

Unterstützung der Gruppe :

- **Selbsthilfegruppen:** Die Organisation von Selbsthilfegruppen für Patienten und Familien kann dazu beitragen, ähnliche Erfahrungen auszutauschen, voneinander zu lernen und sich auf ihrem Weg weniger allein zu fühlen.

- **Online-Unterstützung:** Das Anbieten von Online-Ressourcen oder Diskussionsforen kann einen virtuellen Raum für die gegenseitige Unterstützung und den Informationsaustausch bieten.

Die Förderung des psychologischen Wohlbefindens von Patienten und ihren Familien in der Palliativmedizin erfordert einen ganzheitlichen und individualisierten Ansatz. Durch die Bereitstellung emotionaler Unterstützung, die Aufklärung über normale Reaktionen und die Vermittlung praktischer Bewältigungsstrategien tragen Gesundheitsfachkräfte dazu bei, ein Versorgungsumfeld zu schaffen, das die psychologischen und emotionalen Bedürfnisse aller Beteiligten berücksichtigt.

Umgang mit Depressionen, Angst und Stress

Anzeichen und Symptome von Depressionen erkennen

Depression ist ein wichtiges Thema in der Palliativmedizin, da Patienten am Lebensende anfällig für schwierige emotionale Zustände sein können. Das Erkennen von Anzeichen und Symptomen einer Depression ist entscheidend, um angemessene psychologische Unterstützung anbieten und bei Bedarf eingreifen zu können. Eine Depression kann einen erheblichen Einfluss auf die Lebensqualität des Patienten haben.

Anzeichen und Symptome :
- **Anhaltende traurige Stimmung :** Eine anhaltende Stimmung von Traurigkeit, Verzweiflung oder Leere ist eines der Schlüsselsymptome einer Depression.
- **Verlust des Interesses oder der Freude:** Depressive Patienten können das Interesse an Aktivitäten verlieren, die sie früher glücklich gemacht haben.
- **Gewichts- und Appetitveränderungen:** Depressionen können zu einem erheblichen Gewichtsverlust oder einer Gewichtszunahme sowie zu einem verminderten oder gesteigerten Appetit führen.
- **Schlafstörungen:** Depressive Patienten können Schlafprobleme haben, wie Schlaflosigkeit oder Hypersomnie (übermäßiger Schlaf).
- **Müdigkeit und Schwäche:** Anhaltende Müdigkeit und verminderte Energie sind bei depressiven Menschen üblich.

- **Konzentrationsschwierigkeiten:** Depressive Patienten können Schwierigkeiten haben, sich zu konzentrieren, Entscheidungen zu treffen oder klar zu denken.
- **Gefühle der Nutzlosigkeit oder Culpa:** Die Patienten können Gefühle der Nutzlosigkeit, übermäßiger Schuld oder Selbstabwertung äußern.
- **Gedanken an Tod oder Selbstmord :** Gedanken an Tod, Selbstmord oder den Wunsch, das Leben zu beenden, sind ernste Warnsignale und erfordern sofortiges Handeln.

Bewertung und Interventionen :

- **Umfassende Beurteilung:** Achten Sie bei der Interaktion mit den Patienten auf Anzeichen von Depression. Stellen Sie offene Fragen zu ihrer Stimmung, ihrem Energielevel und ihrer Lebensqualität.
- **Einfühlsame Kommunikation:** Wenn Sie Symptome einer Depression vermuten, sprechen Sie das Thema einfühlsam und ohne zu urteilen an. Vergewissern Sie sich, dass der Patient sich sicher fühlt, um sich Ihnen zu öffnen.
- **Überweisung an eine Fachkraft für psychische Gesundheit:** Wenn Sie Anzeichen einer Depression erkennen, ist die Überweisung des Patienten an eine qualifizierte Fachkraft für psychische Gesundheit ein wichtiger Schritt. Eine genaue Diagnose und geeignete Maßnahmen sind erforderlich, um dem Patienten zu helfen, mit der Depression umzugehen.
- **Psychologische Unterstützung:** Als Krankenpfleger können Sie depressiven Patienten auch emotionale Unterstützung und ein offenes Ohr bieten. Eine mitfühlende Präsenz kann sich positiv auf ihr Wohlbefinden auswirken.
- **Zusammenarbeit mit dem Pflegeteam:** Zusammenarbeit mit Ärzten, Sozialarbeitern und Psychologen, um einen umfassenden Behandlungsplan für den depressiven Patienten zu entwickeln.

Die frühzeitige Erkennung von Anzeichen und Symptomen einer Depression ist entscheidend für die angemessene Unterstützung von Patienten am Lebensende. Indem Sie wachsam bleiben und Möglichkeiten zum emotionalen Ausdruck bieten, tragen Sie dazu bei, die Lebensqualität des Patienten zu verbessern, indem Sie sein psychologisches Wohlbefinden berücksichtigen.

Therapeutische Ansätze zur Verringerung von Angstzuständen

Angstzustände sind bei Palliativpatienten aufgrund der Unsicherheiten und Herausforderungen, die mit ihrem Gesundheitszustand verbunden sind, häufig anzutreffen. Therapeutische Ansätze zielen darauf ab, den Patienten bei der Bewältigung ihrer Ängste zu helfen, ihr emotionales Wohlbefinden zu verbessern und ihnen Strategien zur Bewältigung von Stressquellen zu vermitteln. Als Krankenpfleger können Sie eine wichtige Rolle bei der Integration dieser Ansätze in die von Ihnen geleistete Pflege spielen.

Entspannungstechniken :

- **Tiefe Atmung:** Unterrichten Sie die Patienten in tiefen Atemtechniken, um die körperlichen Symptome von Angstzuständen zu reduzieren und die Entspannung zu fördern.
- **Meditation und Achtsamkeit:** Ermutigen Sie die Patienten, Meditation und Achtsamkeit zu praktizieren, um ihre Präsenz im gegenwärtigen Moment zu verbessern und das ängstliche Grübeln zu reduzieren.

Kognitive Verhaltenstherapie (Cognitive Behavioural Therapy, CBT) :

- **Identifizierung negativer Gedanken:** Helfen Sie den Patienten, die negativen und ängstlichen Gedanken zu identifizieren, die zu ihren Ängsten beitragen. Wenn diese Gedanken einmal identifiziert sind, können sie behandelt und neu bewertet werden.
- **Entwicklung von Bewältigungsstrategien:** Leiten Sie die Patienten bei der Entwicklung von Strategien an, um ihre Angstgedanken zu hinterfragen und zu verändern und um positivere Perspektiven einzunehmen.

Emotionale Unterstützung :

- **Einfühlsames Zuhören:** Hören Sie den Sorgen der Patienten aktiv zu und bieten Sie ihnen Raum, um ihre Gefühle ohne Bewertung auszudrücken.
- **Validierung von Emotionen :** Validieren Sie die Emotionen der Patienten, indem Sie sie wissen lassen, dass ihre Gefühle normal und im Kontext ihrer Situation verständlich sind.

Kunsttherapie :

- **Kunsttherapie:** Ermutigen Sie die Patienten, sich an künstlerischen Aktivitäten wie Malen, Zeichnen oder

Schreiben zu beteiligen, um ihre Emotionen zu kanalisieren und ihre Sorgen zum Ausdruck zu bringen.

Soziale Unterstützung :

- **Selbsthilfegruppen:** Überweisen Sie die Patienten an Selbsthilfegruppen, wo sie ihre Erfahrungen austauschen und von anderen lernen können, die in ähnlichen Situationen sind.

Pharmazeutische Interventionen :

- **Anti-Anxiolytika:** Falls erforderlich, können Ärzte Anti-Anxiolytika verschreiben, um die Angstsymptome zu lindern.

Es ist wichtig zu beachten, dass jeder Patient einzigartig ist, und was bei dem einen funktioniert, kann bei dem anderen nicht funktionieren. Indem Sie mit dem Behandlungsteam zusammenarbeiten und offene Gespräche mit den Patienten führen, können Sie dazu beitragen, die für die Bedürfnisse der Patienten am besten geeigneten Behandlungsansätze auszuwählen. Durch die Bereitstellung emotionaler Unterstützung und die Integration von Strategien zur Angstbewältigung tragen Sie dazu bei, das allgemeine Wohlbefinden von Patienten am Lebensende zu verbessern.

Stressbewältigungstechniken für Patienten und Angehörige

Stressbewältigung ist ein wesentlicher Bestandteil der Palliativmedizin, nicht nur für Patienten am Lebensende, sondern auch für ihre Angehörigen. Die Zeit am Lebensende kann sehr emotional und herausfordernd sein, und die Unterstützung von Patienten und ihren Familien bei der Entwicklung von Techniken zur Stressbewältigung kann ihre Lebensqualität verbessern und ihre Fähigkeit, diese schwierige Zeit zu bewältigen, stärken.

Stressbewältigungstechniken für Patienten :

- **Tiefe Atmung:** Unterrichten Sie die Patienten in tiefen Atemtechniken, um den Geist zu beruhigen und die physiologischen Reaktionen auf Stress zu reduzieren.
- **Meditation und Achtsamkeit:** Führen Sie die Patienten durch Meditations- und Achtsamkeitsübungen, um ihnen zu helfen, sich auf den gegenwärtigen Moment zu konzentrieren und ängstliche Gedanken zu reduzieren.

- **Sanftes** Yoga : Die Einführung von sanften Yoga-Bewegungen kann helfen, körperliche und emotionale Spannungen zu lösen und gleichzeitig die Entspannung zu fördern.
- **Tagebuchführung:** Ermutigen Sie die Patienten, ein Tagebuch zu führen, in dem sie ihre Gefühle, Gedanken und Sorgen ausdrücken können. Dies kann helfen, ihre Gefühle zu klären und den emotionalen Stress zu reduzieren.

Stressbewältigungstechniken für Angehörige :

- **Selbstfürsorge:** Ermutigen Sie die Angehörigen, sich Zeit für sich selbst zu nehmen, indem Sie sie in Aktivitäten einbinden, die sie beruhigen, wie Lesen, Spazierengehen oder Meditation.
- **Soziale Unterstützung: Verweisen Sie** die Angehörigen an Selbsthilfegruppen oder soziale Netzwerke, wo sie ihre Erfahrungen austauschen und Unterstützung von anderen Personen in ähnlichen Situationen erhalten können.
- **Grenzen setzen :** Angehörige können sich von ihrer Verantwortung überfordert fühlen. Helfen Sie ihnen, Grenzen zu setzen und bei Bedarf um Hilfe zu bitten.
- **Kommunikation:** Ermutigen Sie die Angehörigen, offen mit den Patienten und untereinander zu kommunizieren, um ihre Sorgen und Gefühle mitzuteilen.

Technischer Unterricht :

- **Aufklärungssitzungen: Führen Sie** Aufklärungssitzungen durch, in denen Sie den Patienten und ihren Angehörigen Techniken zur Stressbewältigung beibringen und erklären, wie und wann diese anzuwenden sind.
- **Visuelle Unterstützung:** Stellen Sie visuelle Unterstützung wie Broschüren oder Videos zur Verfügung, die die verschiedenen Techniken der Stressbewältigung erläutern.

Persönliche Anpassung :

- **Präferenzen berücksichtigen: Stellen Sie** sicher, dass die angebotenen Stressbewältigungstechniken mit den individuellen Präferenzen und Überzeugungen der Patienten und ihrer Angehörigen übereinstimmen.
- **Neubewertung: Fordern** Sie Patienten und Angehörige auf, die Techniken zur Stressbewältigung regelmäßig neu zu bewerten, um festzustellen, was für sie in den verschiedenen Phasen am besten funktioniert.

Stressmanagement ist ein wirksames Mittel, um Patienten und ihren Angehörigen zu helfen, sich durch die Herausforderungen am Lebensende zu navigieren. Durch die Bereitstellung von Ressourcen, Unterricht und Ermutigung zur Entwicklung dieser Techniken tragen Sie dazu bei, ihre Fähigkeit zur Bewältigung von Stressmomenten zu stärken und ihr emotionales Wohlbefinden zu verbessern.

Hilfe bei der psychologischen Vorbereitung auf das Lebensende

Gespräche über den Tod und die Sorgen am Ende des Lebens

Gespräche über den Tod und die Sorgen am Lebensende sind in der Palliativmedizin oft heikel, aber unerlässlich. Als Krankenpfleger spielen Sie eine wichtige Rolle dabei, diese Gespräche mit den Patienten und ihren Familien zu ermöglichen. In diesen Gesprächen können die Ängste, Hoffnungen, Werte und Wünsche der Patienten angesprochen werden, was dazu beitragen kann, einen angemesseneren Pflegeplan zu erstellen und emotionale Unterstützung zu bieten.

Erstellen Sie einen sicheren Bereich :
- **Empathie: Zeigen Sie** Empathie und versichern Sie dem Patienten und seiner Familie, dass Sie da sind, um sie in diesen schwierigen Diskussionen zu unterstützen.
- **Nicht urteilen :** Nehmen Sie eine nicht-urteilende und offene Haltung ein und ermutigen Sie Patienten und Familien, ihre Gedanken und Bedenken ohne Angst zu äußern.

Offene Fragen stellen :
- **"Wie fühlen Sie sich im Moment?"** Stellen Sie offene Fragen, um dem Patienten die Gelegenheit zu geben, seine Gefühle und Sorgen mitzuteilen.
- **"Haben Sie spezifische Bedenken bezüglich des Lebensendes?"** Ermutigen Sie die Patienten, über ihre spezifischen Bedenken zu sprechen, ob es sich nun um Schmerzen, Würde, Spiritualität oder andere wichtige Aspekte handelt.

Erklären Sie die Optionen :

- **Klarstellung:** Erklären Sie die verfügbaren Optionen für die Versorgung am Lebensende, einschließlich Palliativmedizin, Sterbehilfe (nach geltendem Recht) und andere mögliche Entscheidungen.
- **Erweiterte Pflegeplanung:** Informieren Sie die Patienten über die Möglichkeit, ihre Wünsche bezüglich der Pflege am Lebensende im Voraus zu planen und ermutigen Sie sie, diese Präferenzen mit ihrer Familie und ihrem Pflegeteam zu besprechen.

Zuhören und respektieren :

- **Aktives Zuhören:** Hören Sie aufmerksam den Sorgen und Wünschen zu, die von den Patienten und ihren Familien geäußert werden.
- **Respekt vor Glauben: Respektieren** Sie die kulturellen, religiösen und persönlichen Überzeugungen des Patienten in Bezug auf Tod und Sterben.

Unterstützung von Familien :

- **Angehörige einbeziehen: Beziehen** Sie die Angehörigen des Patienten in diese Gespräche mit ein, da auch sie Bedenken und Fragen haben können.
- **Beruhigen und informieren: Versichern Sie** den Angehörigen, dass diese Gespräche wichtig sind, um sicherzustellen, dass die Wünsche des Patienten respektiert werden und die Pflege an seinen Werten ausgerichtet ist.

Dokumentation der Präferenzen :

- **Pflegedokumentation:** Dokumentieren Sie die Präferenzen und Wünsche des Patienten in Bezug auf die Pflege am Lebensende deutlich in seiner Krankenakte.
- **Patientenverfügung:** Ermutigen Sie die Patienten, eine Patientenverfügung oder eine Voraberklärung gemäß der örtlichen Gesetzgebung zu verfassen, um sicherzustellen, dass ihre Wünsche respektiert werden.

Gespräche über den Tod und die mit dem Lebensende verbundenen Sorgen erfordern Sensibilität, Verständnis und aktives Zuhören. Indem Sie diese Gespräche erleichtern, ermöglichen Sie es Patienten und ihren Familien, ihre Gefühle mitzuteilen, ihre Wünsche zu klären und einen Pflegeplan zu entwickeln, der ihre Werte und Präferenzen widerspiegelt. Dies kann dazu beitragen, eine respektvollere und mitfühlendere Erfahrung am Lebensende für alle Beteiligten zu schaffen.

Unterstützung für Patienten und Familien in der Phase des vorausschauenden Trauerns

Antizipierte Trauer ist ein emotionaler Prozess, den Palliativpatienten und ihre Familien durchlaufen können, noch bevor der Tod eintritt. Als Krankenpfleger können Sie eine entscheidende Rolle spielen, indem Sie Patienten und ihren Familien dabei helfen, mit diesen komplexen Emotionen umzugehen und den Übergang zum Lebensende vorzubereiten.

Validierung von Emotionen :

- **Aktives Zuhören:** Nehmen Sie sich die Zeit, den Sorgen und Emotionen, die von Patienten und ihren Familien geäußert werden, aufmerksam zuzuhören.
- **Validierung: Validieren** Sie ihre Gefühle, indem Sie sie wissen lassen, dass die vorweggenommene Trauer eine normale Reaktion auf die Situation ist und dass ihre Gefühle verständlich sind.

Bildung und Information :

- **Trauerprozess:** Erklären Sie das Konzept der vorweggenommenen Trauer und führen Sie Patienten und ihre Familien durch die verschiedenen emotionalen Phasen, die sie erleben können.
- **Sensibilisierung:** Stellen Sie Informationen über die typischen Emotionen und psychologischen Reaktionen während dieser Zeit bereit, um die Angst vor dem Unbekannten zu verringern.

Emotionaler Ausdruck :

- **Kommunikation fördern: Ermutigen** Sie Patienten und Familien, ihre Gefühle und Sorgen bezüglich des Lebensendes offen zu äußern.
- **Kreative Aktivitäten: Bieten Sie** kreative Aktivitäten wie Schreiben, Zeichnen oder Musizieren als Mittel des emotionalen Ausdrucks an.

Praktische Vorbereitung :

- **Erweiterte Pflegeplanung:** Helfen Sie den Patienten, ihre Wünsche bezüglich der Pflege am Lebensende zu erforschen und zu äußern, einschließlich der Präferenzen für den Sterbeort und die Bestattungsriten.
- **Persönliche Angelegenheiten:** Ermutigen Sie die Patienten, ihre persönlichen Angelegenheiten zu organisieren, wie z.B. ein Testament zu verfassen, um ihre Sorgen über die Zeit nach dem Tod zu lindern.

Spirituelle Unterstützung :
- **Religiöse Orientierung:** Wenn der Patient oder die Familie spirituell orientiert ist, ermöglichen Sie Treffen mit spirituellen Beratern, um Unterstützung und Beratung anzubieten.

Kontinuierliche Unterstützung :
- **Regelmäßige Überprüfungen: Überprüfen Sie** die Gespräche über vorweggenommene Trauer regelmäßig, um den Patienten und ihren Familien die Möglichkeit zu geben, neue Bedenken und Emotionen zu äußern.
- **Verweis auf Spezialisten :** Wenn die Emotionen übermächtig werden, verweisen Sie die Patienten und Familien an spezialisierte Trauerberater oder Psychologen.

Die Unterstützung von Patienten und Familien in der Phase der vorzeitigen Trauer erfordert einen behutsamen und mitfühlenden Ansatz. Indem Sie Raum für emotionalen Ausdruck, Aufklärungsinformationen und praktische Vorbereitung bieten, tragen Sie dazu bei, die emotionale Belastung zu verringern und es Patienten und ihren Familien zu ermöglichen, diese Übergangszeit besser zu bewältigen.

Umgang mit existenziellen und spirituellen Fragen am Lebensende

Existentielle und spirituelle Fragen stehen oft im Mittelpunkt der Sorgen von Patienten am Lebensende. Als Krankenpfleger spielen Sie eine entscheidende Rolle, indem Sie Unterstützung und Offenheit bieten, um diese tiefgreifenden Fragen zu besprechen, die das emotionale und spirituelle Wohlbefinden der Patienten beeinträchtigen können.

Einen Raum des Zuhörens schaffen :
- **Offenheit:** Stellen Sie einen warmen, nicht wertenden Raum zur Verfügung, in dem sich die Patienten wohl fühlen, um ihre spirituellen und existenziellen Fragen zu besprechen.
- **Einfühlsames Zuhören: Schenken** Sie den spirituellen Anliegen der Patienten ein offenes Ohr und geben Sie ihnen die Möglichkeit, ihre Überzeugungen und Sorgen mitzuteilen.

Glaubensdiskussionen :

- **Spirituelle Fragen:** Ermutigen Sie die Patienten, über ihre spirituellen Überzeugungen zu sprechen, seien sie religiöser, philosophischer oder existenzieller Art.

- **Auswirkungen auf das Lebensende:** Helfen Sie den Patienten zu erforschen, wie ihre Überzeugungen ihre Vorstellungen vom Tod und vom Lebensende beeinflussen.

Spirituelle Ausrichtung :

- **Religiöse Unterstützung:** Wenn die Patienten religiös gebunden sind, erleichtern Sie ihnen den Zugang zu Seelsorgern oder Geistlichen, um Rat und Unterstützung anzubieten.

- **Erforschung der Spiritualität:** Ermutigen Sie die Patienten, ihre Spiritualität zu erforschen, auch wenn sie keiner bestimmten Religion angehören. Dies kann Meditation, Kontemplation oder Naturverbundenheit beinhalten.

Existentielle Fragen :

- **Sinn des Lebens: Ermöglichen Sie** Diskussionen über den Sinn des Lebens, die Leistungen, Beziehungen und Lehren, die ihren Lebensweg geprägt haben.

- **Erfüllung und Bedauern :** Helfen Sie den Patienten, darüber nachzudenken, was sie in ihrem Leben erreicht haben und wie sie mit eventueller Reue umgehen sollen.

Erleichterung der Versöhnung :

- **Konfliktlösung:** Wenn es Konflikte mit Angehörigen gibt, ermutigen Sie die Patienten, eine Versöhnung in Betracht zu ziehen und ihre Gefühle auszudrücken.

Spiritualität und Würde :

- **Stärkung der Würde:** Helfen Sie den Patienten zu erkennen, wie Spiritualität ihr Gefühl der Würde am Lebensende stärken und ihnen helfen kann, mit den Herausforderungen umzugehen.

- **Akzeptanz und Loslassen:** Ermutigen Sie die Patienten zu erkunden, wie ihre spirituellen oder existenziellen Überzeugungen zur Akzeptanz und zum Loslassen beitragen können.

Als Krankenpfleger besteht Ihre Rolle im Umgang mit existenziellen und spirituellen Fragen darin, einen Raum für Diskussionen und Unterstützung zu bieten, unabhängig von den Glaubensüberzeugungen der Patienten. Durch Einfühlungsvermögen und Ermutigung zur Exploration helfen Sie den Patienten, Antworten und Sinn in ihrer eigenen spirituellen und existenziellen Reise am Lebensende zu finden.

Kapitel 6

Kommunikation und Ethik in Palliative Care

Kommunikation mit Patienten und Angehörigen

Schaffung einer Umgebung für offene Kommunikation

Offene Kommunikation ist das Herzstück der Palliativmedizin und fördert Vertrauen, Verständnis und Wohlbefinden sowohl für die Patienten als auch für ihre Familien. Als Pflegekraft spielen Sie eine Schlüsselrolle bei der Schaffung einer Umgebung, die eine ehrliche und offene Kommunikation fördert, in der Patienten und ihre Angehörigen ihre Sorgen, Bedürfnisse und Wünsche frei äußern können.

Schaffung eines einladenden Klimas :
- **Empathie: Zeigen Sie** Einfühlungsvermögen gegenüber Patienten und Familien und zeigen Sie, dass Sie da sind, um ihnen zuzuhören und sie zu verstehen.
- **Nicht urteilen :** Nehmen Sie eine nicht-urteilende Haltung ein und ermutigen Sie Patienten und Familien, ihre Meinung zu äußern, ohne Angst vor Kritik zu haben.

Barrierefreie Sprache verwenden :
- **Vermeiden Sie komplexe medizinische Fachbegriffe :** Verwenden Sie eine einfache und verständliche Sprache, um medizinische Informationen und Behandlungsmöglichkeiten zu erklären.
- **Wiederholen und Zusammenfassen:** Wiederholen Sie wichtige Informationen oder fassen Sie sie zusammen, um sicherzustellen, dass die Patienten und Familien sie verstanden haben.

Ermutigung zur Teilnahme :
- **Stellen Sie offene Fragen :** Stellen Sie Fragen, die Patienten und Familien dazu ermutigen, ihre Bedenken und Ansichten mitzuteilen.
- **Aktiv zuhören: Hören Sie** auf das, was Patienten und Familien sagen, und zeigen Sie, dass Sie sie ernst nehmen.

Empowerment von Patienten :
- **Informierte Entscheidungsfindung:** Stellen Sie den Patienten die Informationen zur Verfügung, die sie benötigen, um aktiv an der Entscheidungsfindung bezüglich ihrer Versorgung teilzunehmen.
- **Respekt vor** Entscheidungen **: Respektieren Sie** die Entscheidungen der Patienten, auch wenn sie von dem abweichen, was Sie vorschlagen, indem Sie anerkennen, dass es ihr Leben und ihre Entscheidung ist.

Sicherstellung der Vertraulichkeit :
- **Wahrung der Privatsphäre:** Wählen Sie geeignete Zeiten für vertrauliche Gespräche und stellen Sie sicher, dass sich die Patienten wohl fühlen, wenn sie unter vier Augen sprechen.

Informieren Sie sich über die Rollen :
- **Rollen des Teams:** Informieren Sie Patienten und Familien über die Rollen und Verantwortlichkeiten der Mitglieder des Palliativteams, damit sie wissen, an wen sie sich wenden können.
- **Rolle des Zuhörers:** Stellen Sie sich als eine Person dar, mit der sie ihre Anliegen besprechen und Fragen stellen können.

Unterstützung der Angehörigen :
- **Einbeziehung von** Angehörigen : Ermutigen Sie Angehörige, sich an Diskussionen zu beteiligen und ihre Bedenken zu äußern, da sie ebenfalls Teil des Pflegeteams sind.
- **Koordination:** Stellen Sie sicher, dass die Informationen mit Zustimmung des Patienten mit den Angehörigen geteilt werden, damit diese informiert und unterstützt werden.

Indem Sie ein Umfeld offener Kommunikation schaffen, legen Sie eine solide Grundlage für eine patienten- und familienorientierte Palliativversorgung. Ihre Fähigkeit, aufmerksam zuzuhören, Entscheidungen zu respektieren und klare Informationen zu liefern, trägt dazu bei, Vertrauen aufzubauen und eine informierte Entscheidungsfindung zu erleichtern.

Strategien zur einfühlsamen Darstellung der medizinischen Situation

Die medizinische Situation einfühlsam zu erklären, ist eine entscheidende Fähigkeit in der Palliativmedizin. Wenn Sie Patienten und ihren Familien medizinische Informationen mitteilen, ist es wichtig, dass Sie dies auf verständliche und fürsorgliche Weise tun und dabei ihre Gefühle und Bedürfnisse berücksichtigen.

Schaffung einer angenehmen Umgebung :

- **Wahl des Ortes :** Wählen Sie einen ruhigen und privaten Ort, um die medizinische Situation zu besprechen, an dem sich Patienten und Familien wohlfühlen können.
- **Empathische Haltung: Zeigen** Sie von Anfang an eine empathische Haltung und zeigen Sie, dass Sie da sind, um sie zu unterstützen.

Eine verständliche Sprache verwenden :

- **Vermeiden Sie Fachbegriffe:** Vermeiden Sie komplexe medizinische Begriffe und verwenden Sie eine einfache Sprache, um die medizinische Situation zu erklären.
- **Analogien und Vergleiche :** Verwenden Sie Analogien und Vergleiche, um medizinische Erklärungen verständlicher zu machen.

Beantworten Sie die Fragen :

- **Ermutigen Sie** zu **Fragen:** Ermutigen Sie Patienten und Familien, jederzeit Fragen zu stellen, und stellen Sie sicher, dass Sie ehrlich antworten.
- **Zeit nehmen:** Nehmen Sie sich die Zeit, die Sie brauchen, um die Fragen ausführlich und präzise zu beantworten.

Pflegeoptionen kommunizieren :

- **Darstellung der Optionen:** Erläutern Sie die verschiedenen Behandlungsmöglichkeiten, die je nach medizinischer Situation zur Verfügung stehen, und heben Sie die Vor- und Nachteile hervor.
- **Pflegeplan: Arbeiten** Sie mit dem Patienten und seiner Familie zusammen, um einen Pflegeplan zu erstellen, der ihre Entscheidungen und Werte respektiert.

Emotionen respektieren :

- **Emotionale Reaktionen:** Seien Sie darauf vorbereitet, mit emotionalen Reaktionen wie Wut, Traurigkeit oder Schock umzugehen, indem Sie Unterstützung und Trost bieten.
- **Validierung von Emotionen :** Validieren Sie die von den Patienten und ihren Familien geäußerten Emotionen, indem Sie zeigen, dass ihre Gefühle nachvollziehbar sind.

Visuelle Hilfsmittel verwenden :

- **Grafiken und Schemata:** Verwenden Sie einfache Grafiken oder Schemata, um medizinische Konzepte visuell zu veranschaulichen.
- **Informative Broschüren:** Stellen Sie informative Broschüren oder Materialien zur Verfügung, damit die

Patienten und ihre Familien die Informationen in ihrem eigenen Tempo nachlesen können.

Koordination mit dem Team :

- **Konsistenz der Informationen: Stellen Sie** sicher, dass die von Ihnen übermittelten Informationen mit denen übereinstimmen, die von anderen Mitgliedern des Pflegeteams übermittelt wurden.
- **Spezialisierte Ressourcen:** Wenn die medizinische Situation komplex ist, verweisen Sie die Patienten und ihre Familien an Spezialisten oder medizinische Berater für detailliertere Erklärungen.

Die einfühlsame Erläuterung der medizinischen Situation erfordert einen geduldigen, mitfühlenden und auf die individuellen Bedürfnisse abgestimmten Ansatz. Indem Sie auf Emotionen eingehen, klare Erklärungen abgeben und Versorgungsoptionen anbieten, helfen Sie Patienten und ihren Familien, ihre Situation besser zu verstehen und informierte Entscheidungen für ihren Weg in die Palliativmedizin zu treffen.

Den Patienten helfen, ihren Gesundheitszustand zu verstehen und zu akzeptieren
Patienten dabei zu helfen, ihren Gesundheitszustand in der Palliativmedizin zu verstehen und zu akzeptieren, erfordert eine sensible und einfühlsame Kommunikation. Sie spielen eine Schlüsselrolle bei der Bereitstellung ehrlicher Informationen und bei der Unterstützung der Patienten während des Prozesses der Bewusstwerdung und Akzeptanz.

Erklären Sie mit Klarheit :
- Verwendung von Analogien   : Verwenden Sie Analogien oder Vergleiche, um die medizinischen Erklärungen zu vereinfachen und die Situation verständlicher zu machen.
- **Vermeidung von medizinischem Jargon:** Vermeiden Sie die Verwendung einer komplexen medizinischen Fachsprache und stellen Sie sicher, dass die Erklärungen dem Verständnisniveau des Patienten entsprechen.

Reaktionen anhören :
- **Aktives Zuhören:** Hören Sie aufmerksam den Reaktionen und Fragen des Patienten zu und geben Sie ihm so Raum, seine Gefühle und Sorgen zu äußern.

- **Auf Emotionen reagieren: Reagieren** Sie auf die Emotionen des Patienten mit Verständnis und zeigen Sie, dass Sie seine Sorgen anerkennen.

Bereitstellung von Ressourcen :

- **Informatives Material:** Stellen Sie informative Broschüren, Dokumente oder Videos zur Verfügung, damit die Patienten in ihrem eigenen Tempo mehr lernen können.
- **Link zu Fachärzten :** Wenn nötig, verweisen Sie die Patienten an Spezialisten oder Berater, die detailliertere Informationen über ihren Gesundheitszustand geben können.

Erklären Sie die Pflegeoptionen :

- **Diskussion der Wahl:** Erläutern Sie die verschiedenen Behandlungsmöglichkeiten, die in der medizinischen Situation zur Verfügung stehen, und heben Sie die Vor- und Nachteile hervor.
- **Angehörige einbeziehen:** Ermutigen Sie die Patienten, ihre Pflegeoptionen mit ihren Angehörigen zu besprechen, um eine informierte Entscheidung zu treffen.

Unterstützung der Trauerphasen :

- **Verleugnung und Ärger:** Verstehen Sie, dass Patienten Phasen der Verleugnung und des Ärgers über ihren Gesundheitszustand durchlaufen können. Bieten Sie in diesen Phasen emotionale Unterstützung an.
- **Verhandeln und Akzeptieren:** Helfen Sie den Patienten, Wege zu finden, um ihr Verständnis der Situation anzupassen und Fortschritte in Richtung Akzeptanz zu machen.

Förderung der Autonomie :

- **Entscheidungsfindung:** Ermutigen Sie die Patienten, Entscheidungen auf der Grundlage ihrer Präferenzen und Werte zu treffen, und informieren Sie sie über die Auswirkungen.
- **Beratung ohne Druck:** Bieten Sie Beratung und Informationen an, ohne Druck auf die Patienten auszuüben, bestimmte Entscheidungen zu treffen.

Kontinuierliche Überwachung :

- **Regelmäßige Überprüfung: Gehen Sie** die Diskussionen durch, um das Verständnis des Patienten zu überprüfen, neue Fragen zu beantworten und die Erklärungen an das sich entwickelnde Verständnis anzupassen.

Patienten dabei zu helfen, ihren Gesundheitszustand zu verstehen und zu akzeptieren, erfordert Geduld und Einfühlungsvermögen. Durch die Bereitstellung klarer Informationen, aufmerksames Zuhören und emotionale Unterstützung begleiten Sie die Patienten auf ihrem Weg des Verstehens und Akzeptierens, was zu einer ruhigeren und respektvolleren Erfahrung am Lebensende beitragen kann.

Gemeinsame Entscheidungsfindung und Patientenverfügungen

Die Bedeutung der informierten Entscheidungsfindung
Eine informierte Entscheidungsfindung ist das Herzstück der Palliativmedizin, da sie den Patienten in die Lage versetzt, eine aktive Rolle in ihrem eigenen Behandlungsverlauf zu spielen. Als Krankenpfleger spielen Sie eine entscheidende Rolle dabei, den Patienten zu helfen, ihre Optionen zu verstehen, indem Sie ihnen detaillierte Informationen zur Verfügung stellen und sie dabei unterstützen, Entscheidungen zu treffen, die ihre Werte und Vorlieben widerspiegeln.

Respekt für die Autonomie :
- **Recht auf Information:** Informieren Sie die Patienten über ihr Recht, Einzelheiten über ihren Gesundheitszustand, die Behandlungsmöglichkeiten und deren Auswirkungen zu erfahren.
- **Aktive Rolle:** Ermutigen Sie die Patienten, eine aktive Rolle bei der Entscheidungsfindung bezüglich ihrer Versorgung zu übernehmen, die ihren Vorlieben und Werten entspricht.

Verständnis der Optionen :
- **Detaillierte Erklärungen:** Bieten Sie klare und detaillierte Erklärungen zu den verschiedenen Behandlungsoptionen in einer zugänglichen Sprache.
- **Vor- und Nachteile :** Diskutieren Sie die Vor- und Nachteile jeder Option unter Berücksichtigung der medizinischen Erwägungen und der Präferenzen des Patienten.

Einbeziehung der Angehörigen :
- **Einbeziehung** der Angehörigen **: Beziehen** Sie die Angehörigen des Patienten in die Diskussionen zur

Entscheidungsfindung ein, da sie zusätzliche Unterstützung und Perspektiven bieten können.

- **Konsens:** Ermutigen Sie die Patienten und ihre Familien, zusammenzuarbeiten, um einen Konsens über die Wahl der Pflege zu erreichen.

Berücksichtigung von Werten und Präferenzen :

- **Wertediskussion:** Erforschen Sie die persönlichen Werte des Patienten und wie diese seine Präferenzen für die Pflege am Lebensende beeinflussen.
- **Lebensumfeld:** Verstehen Sie das Lebensumfeld des Patienten, einschließlich seiner religiösen, kulturellen und familiären Überzeugungen, um die Entscheidungen zu leiten.

Erweiterte Pflegeplanung :

- **Patientenverfügung :** Diskutieren Sie, ob der Patient eine Patientenverfügung verfassen kann, um seine Wünsche bezüglich der zukünftigen Versorgung auszudrücken.
- **Vertrauensperson:** Ermutigen Sie die Patienten, eine Vertrauensperson zu benennen, die bei Bedarf medizinische Entscheidungen in ihrem Namen trifft.

Fortlaufende Bewertung :

- **Regelmäßige Überprüfung:** Überprüfen Sie die getroffenen Entscheidungen in regelmäßigen Abständen und berücksichtigen Sie dabei Veränderungen im Gesundheitszustand des Patienten und seine wechselnden Präferenzen.
- **Anpassung:** Seien Sie bereit, die Pflegepläne an die sich ändernde Situation und die Wünsche des Patienten anzupassen.

Eine informierte Entscheidungsfindung ermöglicht es den Patienten, die Kontrolle über ihren Behandlungsweg zu behalten und dabei ihre Werte und Vorlieben zu berücksichtigen. Indem Sie den Patienten helfen, ihre Optionen zu verstehen und offene Diskussionen zu ermöglichen, tragen Sie dazu bei, eine patientenorientierte Erfahrung am Lebensende zu schaffen, die ihre Wünsche respektiert.

Einbeziehung des Patienten und seiner Familie in die Pflegeentscheidungen

Die Einbeziehung des Patienten und seiner Familie in pflegerische Entscheidungen ist eine wesentliche Praxis in der

Palliativmedizin. Als Pflegekraft spielen Sie eine Schlüsselrolle bei der Förderung offener Diskussionen und der Zusammenarbeit zwischen dem Patienten, seiner Familie und dem Pflegeteam, um sicherzustellen, dass die Pflegeentscheidungen mit den Werten, Vorlieben und Bedürfnissen des Patienten in Einklang stehen.

Schaffung eines inklusiven Umfelds :
- **Familienkonferenz:** Organisieren Sie Familienkonferenzen, um Pflegeoptionen zu besprechen und allen Mitgliedern die Möglichkeit zu geben, ihre Ansichten zu teilen.
- **Ermutigung zur Meinungsäußerung:** Sorgen Sie dafür, dass sich jedes Familienmitglied ermutigt fühlt, seine Bedenken und Meinungen zu äußern.

Informationen teilen :
- **Klare Erklärungen:** Geben Sie klare Informationen über die medizinische Situation des Patienten und verwenden Sie eine Sprache, die für alle Familienmitglieder verständlich ist.
- **Pflegeoptionen:** Erklären Sie ausführlich die verschiedenen verfügbaren Pflegeoptionen und heben Sie die Vor- und Nachteile jeder Wahl hervor.

Erleichterung der Entscheidungsfindung :
- **Geführte Diskussionen: Ermöglichen** Sie offene Diskussionen, indem Sie offene Fragen stellen, die dem Patienten und seiner Familie die Möglichkeit geben, ihre Vorlieben und Bedenken zu äußern.
- **Stimmen ausgleichen: Stellen Sie** sicher, dass die Stimme des Patienten berücksichtigt und mit den Stimmen der Familienmitglieder ausgeglichen wird.

Berücksichtigung von Werten und Präferenzen :
- **Persönliche Gespräche:** Falls erforderlich, führen Sie persönliche Gespräche mit dem Patienten und jedem Familienmitglied, um deren Werte und Vorlieben zu verstehen.
- **Respektvoller Ansatz: Berücksichtigen Sie** bei der Entscheidungsfindung die religiösen, kulturellen und persönlichen Überzeugungen jedes Einzelnen.

Zusammenarbeit mit dem Pflegeteam :
- **Koordination: Arbeiten** Sie mit den anderen Mitgliedern des Pflegeteams zusammen, um sicherzustellen, dass alle Informationen weitergegeben werden und die Pflegeoptionen richtig verstanden werden.

- **Referenzen:** Wenn komplexe Entscheidungen getroffen werden müssen, verweisen Sie den Patienten und seine Familie an medizinische Berater oder Spezialisten für weitere Beratung.

Festlegung von Pflegezielen :
- **Patientenprioritäten:** Identifizieren Sie die Pflegeziele des Patienten und seiner Familie, ob es sich dabei um Schmerzbehandlung, Lebensqualität oder andere Aspekte handelt.
- **Persönlicher Pflegeplan:** Erstellen Sie einen persönlichen Pflegeplan, der die Ziele und Vorlieben jedes Einzelnen berücksichtigt.

Die Einbeziehung des Patienten und seiner Familie in die Entscheidungen über die Pflege gewährleistet, dass der Pflegeplan auf den Patienten ausgerichtet ist und seine Bedürfnisse und Werte widerspiegelt. Durch die Erleichterung offener Diskussionen und die Förderung der Zusammenarbeit schaffen Sie eine Umgebung, in der sich der Patient und seine Familie unterstützt und angehört fühlen, was zu einer respektvolleren und bedeutungsvolleren Erfahrung am Lebensende beiträgt.

Verwendung von Patientenverfügungen und Testamenten

Patientenverfügungen und Patientenverfügungen sind wichtige Instrumente in der Palliativmedizin, um Patienten zu helfen, ihre Wünsche bezüglich ihrer zukünftigen Versorgung und ihres Lebensendes zu äußern. Als Krankenpfleger können Sie eine wichtige Rolle dabei spielen, Patienten und ihre Familien über diese Dokumente zu informieren und ihnen bei der Erstellung zu helfen.

Patientenverfügung :
- **Definition:** Erklären Sie Patienten und Familien, was eine Patientenverfügung ist, ein gesetzliches Dokument, mit dem Patienten im Voraus festlegen können, welche Behandlung sie wünschen oder ablehnen, wenn sie nicht mehr in der Lage sind zu kommunizieren.
- **Inhalt:** Helfen Sie den Patienten, die verschiedenen Pflegeoptionen wie Reanimation, künstliche Ernährung usw. zu verstehen und diejenige zu wählen, die ihren Werten entspricht.

- **Registrierung:** Erklären Sie, wie die Patientenverfügung bei den zuständigen Behörden registriert und mit dem Pflegeteam geteilt werden kann.

Testamente des Lebens :
- **Definition:** Informieren Sie Patienten und ihre Familien über Patientenverfügungen, die erzählende Dokumente sind, in denen Patienten ihre Werte, Überzeugungen und Präferenzen in Bezug auf die Pflege mitteilen können.
- **Inhalt:** Helfen Sie den Patienten, ihre Lebensgeschichte, ihre Pflegepräferenzen und das, was ihnen wichtig ist, zu reflektieren und aufzuschreiben.
- **Nutzung:** Erklären Sie, wie Patientenverfügungen Pflegeentscheidungen leiten können und wie sie mit dem Pflegeteam und den Angehörigen geteilt werden können.

Erleichterung der Konversation :
- **Offene Diskussion:** Ermutigen Sie die Patienten, ihre Pflegepräferenzen mit ihren Angehörigen zu besprechen und diese Diskussionen in ihre Patientenverfügung oder ihr Testament aufzunehmen.
- **Erkundung von Werten:** Helfen Sie den Patienten, über die Werte nachzudenken, die ihre Entscheidungen in Bezug auf die Pflege leiten, insbesondere am Lebensende.

Koordination mit dem Pflegeteam :
- **Austausch von Dokumenten :** Stellen Sie sicher, dass die Patientenverfügung und die Patientenverfügung in die Krankenakte des Patienten aufgenommen und mit den anderen Mitgliedern des Behandlungsteams geteilt werden.
- **Regelmäßige Überprüfung:** Ermutigen Sie die Patienten, ihre Patientenverfügungen und Vorsorgeverfügungen zu überprüfen und zu aktualisieren, wenn sich ihre Präferenzen und ihr Gesundheitszustand ändern.

Die Verwendung von Patientenverfügungen und Testamenten gibt den Patienten die Macht, ihre zukünftige Versorgung zu kontrollieren und sicherzustellen, dass ihre Entscheidungen respektiert werden. Indem Sie diese Dokumente erläutern, bei ihrer Erstellung helfen und ihre Verwendung mit dem Pflegeteam koordinieren, stellen Sie sicher, dass die Wünsche der Patienten während ihrer gesamten palliativmedizinischen Versorgung respektiert werden.

Ethische Dilemmas und Berücksichtigung der Werte des Patienten

Umgang mit ethischen Problemen in der Palliativmedizin

Die Palliativpflege ist oft mit komplexen ethischen Dilemmata verbunden, da am Lebensende schwierige Entscheidungen getroffen werden müssen. Als Pflegekraft ist es von entscheidender Bedeutung, diese Dilemmata zu erkennen und auf ethische und respektvolle Weise anzugehen, wobei das Wohlergehen des Patienten, seine Präferenzen und seine Rechte im Vordergrund stehen.

Erkennung von Dilemmas :
- **Sensibilität für komplexe Situationen :** Achten Sie auf Situationen, in denen die Wahl der Pflege konfliktträchtig oder schwierig sein kann, und achten Sie dabei auf die Werte und Vorlieben des Patienten.
- **Konsultation mit dem Pflegeteam: Sprechen Sie** regelmäßig mit den Mitgliedern des Pflegeteams, um Perspektiven und Ratschläge für den Umgang mit ethischen Dilemmas auszutauschen.

Ethische Entscheidungsfindung :
- **Patientenautonomie:** Respektieren Sie das Recht des Patienten, informierte Entscheidungen zu treffen und stellen Sie sicher, dass er über alle verfügbaren Optionen informiert wird.
- **Wohlfahrt:** Stellen Sie sicher, dass die Wahl der Pflege das Wohlbefinden und die Lebensqualität des Patienten fördert.
- **Nicht-Schaden:** Vermeiden Sie es, dem Patienten unnötigen Schaden zuzufügen und berücksichtigen Sie seine Behandlungspräferenzen.

Offene Kommunikation :
- **Multidisziplinäre Diskussion:** Besprechen Sie ethische Fragen mit dem Pflegeteam, einschließlich Ärzten, Sozialarbeitern und Beratern, um verschiedene Perspektiven zu erhalten.
- **Einbeziehung des Patienten: Führen** Sie eine offene Kommunikation mit dem Patienten und seiner Familie, um die ethischen Probleme und ihre Auswirkungen zu erörtern.

Respekt für Werte und Überzeugungen :

- **Berücksichtigung von Werten: Berücksichtigen Sie** die religiösen, kulturellen und persönlichen Werte des Patienten bei der ethischen Entscheidungsfindung.
- **Externe Beratung:** Wenn das ethische Dilemma komplex ist, sollten Sie die Konsultation von Medizinethikern oder Ethikkommissionen in Betracht ziehen, um Ratschläge und Empfehlungen zu erhalten.

Dokumentation der Entscheidungen :

- **Vollständige Akten:** Dokumentieren Sie die Diskussionen und Entscheidungen über ethische Dilemmasituationen und stellen Sie sicher, dass alles klar in der Krankenakte des Patienten festgehalten wird.
- **Begründungen : Fügen Sie** die Überlegungen hinzu, die den getroffenen Entscheidungen zugrunde liegen, und zeigen Sie, dass ethische Erwägungen berücksichtigt wurden.

Emotionale Unterstützung :

- **Unterstützung für das Team:** Bieten Sie dem Pflegeteam emotionale Unterstützung an, da der Umgang mit ethischen Dilemmas emotional anstrengend sein kann.
- **Unterstützung für den Patienten:** Bieten Sie dem Patienten und seiner Familie während des Entscheidungsprozesses emotionale Unterstützung an, indem Sie ihnen helfen, die Optionen und Auswirkungen zu verstehen.

Der Umgang mit ethischen Dilemmasituationen in der Palliativmedizin erfordert einen überlegten und kooperativen Ansatz. Indem Sie sensibel mit diesen Situationen umgehen, ethische Prinzipien berücksichtigen und den Patienten und das Behandlungsteam einbeziehen, tragen Sie dazu bei, ein Umfeld zu schaffen, in dem Entscheidungen im Interesse des Patienten getroffen werden und seine Werte und Wünsche respektiert werden.

die religiösen und kulturellen Überzeugungen des Patienten zu respektieren

Die Achtung der religiösen und kulturellen Überzeugungen des Patienten ist in der Palliativmedizin von größter Bedeutung, da sie sicherstellt, dass die Pflege auf die individuellen Werte und Vorlieben abgestimmt ist. Als Pflegekraft spielen Sie eine

Schlüsselrolle bei der Sicherstellung, dass die Pflege die religiösen Überzeugungen und Praktiken sowie die kulturellen Gewohnheiten des Patienten respektiert.

Fortlaufende Bildung :

- **Vertrautheit mit Kulturen:** Lernen Sie die Grundlagen der gängigsten religiösen und kulturellen Überzeugungen und Praktiken kennen, um die Bedürfnisse der Patienten besser zu verstehen.
- **Beratung durch Experten:** Falls erforderlich, konsultieren Sie Ressourcen oder religiöse und kulturelle Berater, um die spezifischen Bedürfnisse besser zu verstehen.

Offene Kommunikation :

- **Frühzeitige Diskussion: Führen** Sie von Anfang an eine offene Diskussion über die religiösen und kulturellen Überzeugungen des Patienten, um zu verstehen, wie diese seine Präferenzen für die Pflege beeinflussen können.
- **Offene Fragen :** Stellen Sie offene Fragen, um dem Patienten die Möglichkeit zu geben, seine Bedenken und Vorlieben in Bezug auf seine Überzeugungen zu äußern.

Persönliche Betreuung :

- **Individueller Pflegeplan:** Erstellen Sie einen Pflegeplan, der auf die religiösen und kulturellen Überzeugungen des Patienten abgestimmt ist, und achten Sie darauf, dass er respektvoll und bedeutungsvoll ist.
- **Bestattungssitten:** Informieren Sie sich über die spezifischen Bestattungssitten und stellen Sie sicher, dass diese im Falle des Todes des Patienten eingehalten werden.

Ernährung und religiöse Rituale :

- **Diäten:** Beachten Sie die spezifischen Diäten, die durch die religiösen Überzeugungen des Patienten bedingt sind, und stellen Sie sicher, dass die Mahlzeiten den Praktiken des Patienten entsprechen.
- **Religiöse Rituale:** Bieten Sie dem Patienten Raum und Unterstützung, damit er seine religiösen Rituale wie Gebet oder Meditation ausüben kann.

Einhaltung der heiligen Tage :

- **Pflege anpassen:** Wenn der Patient bestimmte heilige Tage einhält, passen Sie die Pflege entsprechend an, um diesen Anforderungen Rechnung zu tragen.

- **Vorabkonsultation:** Besprechen Sie mit dem Patienten und seiner Familie, welche Anpassungen an religiösen Feiertagen erforderlich sind.

Vertraulichkeit und Respekt :

- **Schutz der Vertraulichkeit:** Stellen Sie sicher, dass die religiösen und kulturellen Informationen des Patienten mit dem größten Respekt und der größten Vertraulichkeit behandelt werden.
- **Respektvoller Ansatz:** Zeigen Sie Respekt vor den religiösen Gegenständen und Symbolen des Patienten und vermeiden Sie unsensibles Verhalten oder Kommentare.

Der Respekt vor den religiösen und kulturellen Überzeugungen des Patienten ist für eine qualitativ hochwertige palliativmedizinische Versorgung von grundlegender Bedeutung. Indem Sie eine offene Kommunikation aufbauen, die Pflege an die spezifischen Bedürfnisse anpassen und Respekt vor religiösen und kulturellen Praktiken zeigen, schaffen Sie eine Umgebung, in der sich der Patient verstanden und unterstützt fühlt, was zu einer respektvollen und patientenzentrierten Erfahrung am Lebensende beiträgt.

Ethische Konflikte: Zusammenarbeit mit dem medizinischen Team und der Familie

Der Umgang mit ethischen Konflikten in der Palliativmedizin kann aufgrund der Komplexität der Situationen und der involvierten Emotionen besonders heikel sein. Als Pflegekraft ist es Ihre Aufgabe, die Zusammenarbeit zwischen dem medizinischen Team, der Familie des Patienten und anderen Beteiligten zu erleichtern, um Lösungen zu finden, die die Werte und Bedürfnisse aller Beteiligten respektieren.

Frühzeitige Erkennung :

- **Sensibilisierung:** Seien Sie wachsam, um frühe Anzeichen ethischer Konflikte zu erkennen, wie z.B. Meinungsverschiedenheiten über Behandlungsoptionen oder die Präferenzen des Patienten am Lebensende.
- **Offenheit für Kommunikation:** Schaffen Sie eine Umgebung, in der sich die Mitglieder des medizinischen Teams und die Familie des Patienten wohl fühlen, wenn sie ihre Bedenken äußern.

Transparente Kommunikation :

- **Austausch von Informationen :** Stellen Sie sicher, dass alle Beteiligten vollständig und genau über die medizinische Situation und die Behandlungsmöglichkeiten informiert werden.
- **Aktives Zuhören:** Hören Sie den Bedenken des medizinischen Teams und der Familie aufmerksam zu und zeigen Sie Einfühlungsvermögen und Verständnis.

Multidisziplinäres Treffen :

- **Einbeziehung des medizinischen Teams:** Organisieren Sie Treffen mit Ärzten, Krankenschwestern, Sozialarbeitern und anderen medizinischen Fachkräften, um Behandlungsmöglichkeiten und ethische Dilemmas offen zu diskutieren.
- **Austausch von Perspektiven:** Ermutigen Sie jedes Teammitglied, seine Perspektive zu teilen und dabei die verschiedenen Standpunkte zu berücksichtigen.

Erleichterung der Mediation :

- **Rolle des Mediators:** Wenn der Konflikt fortbesteht, erwägen Sie die Einbeziehung eines neutralen Mediators, um die Kommunikation und die Lösung zu erleichtern.
- **Förderung des gegenseitigen Respekts:** Helfen Sie den Beteiligten, sich auf die Interessen des Patienten zu konzentrieren und Lösungen zu finden, die die Wünsche und Werte des Patienten respektieren.

Ethik und klinische Praxis :

- **Übereinstimmung mit ethischen Grundsätzen:** Stellen Sie sicher, dass die getroffenen Entscheidungen mit den ethischen Grundsätzen der Wohltätigkeit, der Nicht-Schädigung, der Autonomie und der Gerechtigkeit in Einklang stehen.
- **Konsultation** von **Experten:** Falls erforderlich, holen Sie den Rat von Medizinethikern oder Ethikkommissionen ein, um zusätzliche Orientierungshilfen zu erhalten.

Emotionale Unterstützung :

- **Unterstützung für die Familie:** Bieten Sie der Familie des Patienten emotionale Unterstützung an und helfen Sie ihnen, die Behandlungsmöglichkeiten und ethischen Überlegungen zu verstehen.
- **Stressmanagement:** Bieten Sie dem medizinischen Team auch emotionale Unterstützung an, da der Umgang mit ethischen Konflikten anstrengend sein kann.

Der Umgang mit ethischen Konflikten erfordert einen Ansatz der Zusammenarbeit und offenen Kommunikation. Durch die Förderung von Transparenz, die Erleichterung multidisziplinärer Diskussionen und die Suche nach Lösungen, die die Werte und Bedürfnisse aller Beteiligten respektieren, tragen Sie dazu bei, ein Umfeld zu schaffen, in dem ethische Dilemmas auf konstruktive und patientenzentrierte Weise angegangen werden.

Kapitel 7

Unterstützung von Familien und Angehörigen

Die entscheidende Rolle der Familie in der Palliativmedizin

Die zentrale Rolle der Angehörigen im Pflegeprozess anerkennen

Angehörige spielen eine wesentliche Rolle im palliativmedizinischen Prozess, da sie oft die wichtigsten Helfer und emotionalen Unterstützer von Patienten am Lebensende sind. Als Pflegekraft ist es von entscheidender Bedeutung, die zentrale Rolle der Angehörigen zu erkennen und zu respektieren und eng mit ihnen zusammenzuarbeiten, um das allgemeine Wohlbefinden des Patienten zu gewährleisten.

Beurteilung der Rolle der Angehörigen :

- **Sensibilisierung:** Seien Sie sich der Bedeutung der Angehörigen als wichtige Mitglieder des Pflegeteams und als Unterstützer des Patienten am Lebensende bewusst.
- **Anerkennung:** Drücken Sie Ihre Dankbarkeit gegenüber den Angehörigen für ihr Engagement und ihre Hingabe für das Wohlergehen des Patienten aus.

Zuhören und Kommunikation :

- **Aktives Zuhören:** Nehmen Sie sich die Zeit, den Sorgen, Fragen und Bedürfnissen der Angehörigen des Patienten aufmerksam zuzuhören.
- **Offene Kommunikation:** Stellen Sie transparente Informationen über den Zustand des Patienten, die Pflegeoptionen und die getroffenen Entscheidungen zur Verfügung und ermutigen Sie die Angehörigen, Fragen zu stellen.

Zusammenarbeit und Informationsaustausch :

- **Entscheidungsteilung: Beziehen** Sie die Angehörigen in die Entscheidungsfindung bezüglich der Pflege des Patienten ein, indem Sie ihre Präferenzen und die des Patienten berücksichtigen.
- **Koordination:** Arbeiten Sie eng mit den Angehörigen zusammen, um die Pflege und die Bedürfnisse des Patienten zu koordinieren, indem Sie eine regelmäßige Kommunikation aufrechterhalten.

Emotionale Unterstützung :

- **Unterstützung für Angehörige:** Bieten Sie den Angehörigen des Patienten emotionale Unterstützung an, da sie in dieser schwierigen Zeit Stress, Angst und Traurigkeit empfinden können.

- **Einfühlsames Zuhören:** Seien Sie einfühlsam gegenüber den Gefühlen der Angehörigen und bieten Sie ihnen einen sicheren Raum, in dem sie ihre Gefühle ausdrücken können.

Bildung und Ausbildung :

- **Information über die Pflege: Informieren** Sie die Angehörigen über Palliativpflege, Schmerzbehandlung, Symptome und verfügbare Pflegeoptionen.
- **Praktische Elemente:** Erklären Sie praktische Aufgaben, wie die Verabreichung von Medikamenten, damit die Angehörigen sich kompetent und sicher fühlen.

Inklusion in der Pflege :

- **Unterstützung bei der täglichen Pflege :** Ermutigen Sie die Angehörigen, sich an der täglichen Pflege des Patienten zu beteiligen, z.B. bei der Körperpflege und der Ernährung.
- **Trost und Anwesenheit:** Ermöglichen Sie es den Angehörigen, bei dem Patienten zu bleiben, um ihm Trost und Gesellschaft zu bieten.

Die Anerkennung der zentralen Rolle der Angehörigen im palliativmedizinischen Prozess stärkt den ganzheitlichen Ansatz der Versorgung und gewährleistet eine nachhaltigere Erfahrung für den Patienten. Durch die partnerschaftliche Zusammenarbeit mit den Angehörigen schaffen Sie eine Umgebung, in der sich die Familie und Freunde des Patienten einbezogen und respektiert fühlen, was zu einer würdevolleren und bedeutsameren Erfahrung am Lebensende beiträgt.

Die emotionalen Auswirkungen der Palliativmedizin auf die Familie

Die Palliativpflege hat eine tiefe emotionale Wirkung auf die Familien von Patienten am Lebensende, da sie während des gesamten Prozesses mit emotionalen, psychologischen und praktischen Herausforderungen konfrontiert sind. Als Krankenpfleger ist es wichtig, diese emotionalen Auswirkungen zu erkennen und darauf zu reagieren, indem man den Familien aufmerksame Unterstützung bietet und ihnen hilft, die Herausforderungen zu bewältigen, die sich ihnen in den Weg stellen.

Schock und Verleugnung :

- **Verständnis des Prozesses:** Erkennen Sie an, dass die Familien möglicherweise einen anfänglichen Schock erleben und Schwierigkeiten haben, die Realität der Krankheit im Endstadium zu akzeptieren.
- **Emotionale Unterstützung:** Bieten Sie den Familien Raum, um ihre Gefühle auszudrücken und leisten Sie in dieser schwierigen Phase einfühlsame Unterstützung.

Schuld und Zorn :

- **Schuldgefühle:** Verstehen Sie, dass Familien sich schuldig fühlen können, wenn sie die Krankheit nicht verhindern konnten oder nicht in der Lage sind, alle notwendigen Pflegeleistungen zu erbringen.
- **Ärgermanagement:** Bieten Sie Ratschläge zum Umgang mit Ärger und Frustrationen und fördern Sie gesunde Wege, diese Emotionen loszuwerden.

Angst und Unruhe :

- **Ungewissheit:** Erkennen Sie an, dass Familien angesichts der Ungewissheit der Zukunft und der schnellen Veränderungen im Gesundheitszustand des Patienten ängstlich sein können.
- **Information und Aufklärung:** Stellen Sie klare Informationen über die Krankheit, die Behandlungsmöglichkeiten und die Erwartungen zur Verfügung, um die Angst zu verringern.

Frühzeitige Trauer :

- **Trauerprozess: Verstehen Sie,** dass die Familien einen vorzeitigen Trauerprozess beginnen können, während der Patient noch am Leben ist, was emotional komplex sein kann.
- **Trauerbegleitung:** Bieten Sie Unterstützung bei der Bewältigung dieser Emotionen und erklären Sie, dass vorweggenommene Trauer eine normale Reaktion ist.

Auswirkungen auf die Familiendynamik :

- **Die Anpassung :** Erkennen Sie an, dass sich Familienrollen und Dynamiken ändern können, wenn die Familie den Patienten am Lebensende unterstützt.
- **Kommunikation:** Fördern Sie eine offene Kommunikation zwischen den Familienmitgliedern, um Konflikte zu lösen und die Bindung zu erhalten.

Selbstfürsorge für Familien :

- **Förderung der Selbstfürsorge:** Erinnern Sie die Familien daran, wie wichtig es ist, in dieser stressigen Zeit auf sich selbst zu achten, indem Sie ihnen Ratschläge für die Verwaltung ihres eigenen Wohlbefindens geben.

- **Unterstützungsressourcen: Verweisen Sie** die Familien an Selbsthilfegruppen, Berater oder Ressourcen, die ihnen helfen, mit ihren eigenen emotionalen Auswirkungen umzugehen.

Die emotionalen Auswirkungen der Palliativmedizin auf die Familien zu erkennen, ist entscheidend für die Bereitstellung einer ganzheitlichen Unterstützung. Indem Sie emotionale Unterstützung, klare Informationen und Ressourcen zur Stressbewältigung anbieten, helfen Sie den Familien, sich durch die emotionalen Herausforderungen des Lebensendes ihres Angehörigen zu navigieren, was zu einer tröstlicheren und bedeutsameren Erfahrung für alle Familienmitglieder beiträgt.

Zusammenarbeit mit den Familien, um eine optimale Versorgung zu gewährleisten

Die Zusammenarbeit mit den Familien ist für eine optimale palliativmedizinische Versorgung von entscheidender Bedeutung, da sie wertvolle Kenntnisse über den Patienten, seine Vorlieben und seine Geschichte mitbringen. Wenn Sie als Pflegekraft mit den Familien zusammenarbeiten, können Sie einen umfassenderen und patientenzentrierten Pflegeplan erstellen.

Aufbau eines Vertrauensverhältnisses :

- **Herzliche Begrüßung:** Schaffen Sie eine einladende und beruhigende Umgebung für die Familien, damit sie sich wohl fühlen und ihre Sorgen mitteilen können.
- **Aktives Zuhören:** Praktizieren Sie aufmerksames und respektvolles Zuhören, um den Familien zu zeigen, dass ihre Stimmen gehört werden.

Informationsaustausch :

- **Transparenz:** Teilen Sie relevante Informationen über den Gesundheitszustand des Patienten, die Behandlungsmöglichkeiten und die Pflegeziele mit.
- **Fortlaufende Aufklärung:** Stellen Sie Aufklärungsinformationen über Palliativmedizin, Symptommanagement und verfügbare Ressourcen zur Verfügung.

Kollaborative Planung :

- **Einbeziehung der Patientenpräferenzen: Beziehen** Sie die Familien in die Erstellung des Pflegeplans ein, indem Sie die Präferenzen und Werte des Patienten berücksichtigen.
- **Fortlaufende Anpassungen:** Arbeiten Sie mit den Familien zusammen, um den Pflegeplan entsprechend der Entwicklung des Gesundheitszustands des Patienten anzupassen.

Koordinierung der Pflege :

- **Überleitungsmanagement: Arbeiten** Sie mit den Familien zusammen, um die Übergänge zwischen den verschiedenen Pflegestufen und medizinischen Einrichtungen zu erleichtern.
- **Aktive Beteiligung:** Ermutigen Sie die Familien, aktive Partner bei der Koordinierung der Pflege zu sein, indem Sie sicherstellen, dass die Informationen zwischen allen Pflegeanbietern ausgetauscht werden.

Emotionale und praktische Unterstützung :

- **Trauerbegleitung:** Bieten Sie einfühlsame Unterstützung bei vorzeitiger Trauer und nach dem Tod des Patienten, indem Sie Ressourcen für die Trauerbegleitung bereitstellen.
- **Praxisorientierung: Leiten Sie** die Familien zu Ressourcen weiter, die ihnen helfen, sich in den praktischen Aspekten der Palliativmedizin und Trauer zurechtzufinden.

Berücksichtigung der Bedürfnisse der Familie :

- **Hören Sie sich** die **Bedürfnisse an: Fragen Sie** die Familien nach ihren spezifischen Bedürfnissen in Bezug auf emotionale Unterstützung, Ressourcen und Informationen.
- **Anpassung der Pflege:** Nutzen Sie die von den Familien gelieferten Informationen, um die Pflege an die allgemeinen Bedürfnisse des Patienten und seiner Familie anzupassen.

Die Zusammenarbeit mit Familien bereichert die Erfahrung der Palliativmedizin, indem sie eine patientenzentrierte Pflegepartnerschaft schafft. Durch die Zusammenarbeit bei der Erstellung von Pflegeplänen, der Bereitstellung emotionaler Unterstützung und der Koordination der Pflege tragen Sie dazu bei, eine Umgebung zu schaffen, in der sich die Familien unterstützt fühlen und die Patienten eine ganzheitlichere und angenehmere Erfahrung am Lebensende machen können.

Emotionale Begleitung und Unterstützung von Angehörigen

Emotionale Unterstützung in Zeiten des Stresses bieten

Die Familien von Palliativpatienten durchleben häufig Zeiten intensiven emotionalen Stresses. Als Krankenpfleger spielen Sie eine wichtige Rolle, wenn es darum geht, mitfühlende emotionale Unterstützung zu leisten und den Familien zu helfen, diese schwierigen Zeiten zu bewältigen.

Empathische Präsenz :
- **Anwesend sein: Bieten Sie** den Familien Ihre aufmerksame und mitfühlende Präsenz an und zeigen Sie, dass Sie da sind, um sie zu unterstützen.
- **Aktives Zuhören: Hören Sie** aktiv auf ihre Bedenken, Emotionen und Sorgen, ohne zu urteilen.

Validierung von Emotionen :
- **Validierung: Validieren** Sie die Emotionen der Familien, indem Sie ihnen zeigen, dass ihre Reaktionen in Stresssituationen wie diesen normal sind.
- **Empathie: Zeigen Sie Empathie, indem Sie Ihr** Verständnis und Mitgefühl für das, was sie durchmachen, zum Ausdruck bringen.

Trost und praktische Unterstützung :
- **Emotionale Unterstützung: Bieten** Sie Worte des Trostes und der Unterstützung an, um den Familien zu helfen, ihre schweren Zeiten zu überstehen.
- **Praktische Unterstützung: Bieten** Sie Hilfe bei praktischen und organisatorischen Aufgaben an, die zu Stress führen können, wie z.B. die Koordination der Pflege oder die Suche nach Ressourcen.

Ressourcenorientierung :
- **Selbsthilfegruppen: Verweisen Sie** die Familien an Selbsthilfegruppen oder an Therapeuten, die auf Palliativmedizin spezialisiert sind.
- **Berater und Therapeuten :** Ermutigen Sie die Familien, die Hilfe eines Beraters oder Therapeuten zu suchen, um professionelle emotionale Unterstützung zu erhalten.

Umgang mit Ängsten :

- **Stressbewältigungstechniken:** Unterrichten Sie Atem-, Entspannungs- und Meditationstechniken, um Familien bei der Bewältigung von Ängsten zu helfen.
- **Achtsamkeitspraxis:** Zeigen Sie, wie Achtsamkeit durch die Konzentration auf den gegenwärtigen Moment zur Stressreduzierung beitragen kann.

Ermutigung zur Selbstfürsorge :

- **Selbstfürsorge:** Erinnern Sie die Familien daran, wie wichtig es ist, sich um sich selbst zu kümmern, indem sie sich an Aktivitäten beteiligen, die sie emotional nähren.
- **Pause und Erholung:** Ermutigen Sie die Familien, regelmäßige Pausen einzulegen, um eine emotionale Erschöpfung zu vermeiden.

Die Bereitstellung von emotionaler Unterstützung in stressigen Zeiten ist ein entscheidender Teil der Palliativversorgung. Indem Sie einfühlsame Unterstützung, praktische Ratschläge und Ressourcen zur Stressbewältigung anbieten, helfen Sie den Familien, mit intensiven Emotionen besser umzugehen und in dieser schwierigen Zeit ein emotionales Gleichgewicht zu bewahren.

Bereitstellung von Ressourcen, um den Angehörigen zu helfen, damit umzugehen

Die Angehörigen von Palliativpatienten benötigen oft Ressourcen, die ihnen helfen, die emotionalen und praktischen Herausforderungen dieser Zeit zu bewältigen. Als Krankenpfleger können Sie eine wichtige Rolle spielen, indem Sie Informationen und Anleitungen zu geeigneten Ressourcen bereitstellen.

Informationsmaterial :

- **Broschüren und Faltblätter :** Stellen Sie Broschüren und Faltblätter zur Verfügung, die die Palliativmedizin, häufige Symptome und verfügbare Unterstützungsressourcen erläutern.
- **Praktische Leitfäden:** Bieten Sie praktische Leitfäden für die Pflege eines Patienten am Lebensende an, einschließlich Informationen über die Grundpflege und den Umgang mit Symptomen.

Selbsthilfegruppen :
- **Vermittlung von Gruppen:** Informieren Sie die Angehörigen über lokale Selbsthilfegruppen, in denen sie andere Menschen mit ähnlichen Erfahrungen treffen können.
- **Online-Gruppen:** Stellen Sie Online-Foren und Diskussionsgruppen vor, in denen Angehörige mit anderen Personen in ähnlichen Situationen in Verbindung treten können.

Berater und Therapeuten :
- **Professionelle Referenzen:** Verweisen Sie auf Berater und Therapeuten, die auf Palliativmedizin spezialisiert sind, um professionelle emotionale Unterstützung zu erhalten.
- **Beratung zur Auswahl:** Geben Sie Ratschläge zur Auswahl einer geeigneten psychosozialen Fachkraft.

Ressourcen für die Selbstversorgung :
- **Stressbewältigungstechniken:** Unterrichten Sie Entspannungs-, Atem- und Meditationstechniken, um den Angehörigen zu helfen, ihren eigenen Stress zu bewältigen.
- **Aktivitäten zum Wohlbefinden : Bieten** Sie Wellness-Aktivitäten wie Yoga oder Spaziergänge an, um den Angehörigen zu helfen, ihre eigene psychische Gesundheit zu erhalten.

Institutionen und Verbände :
- **Orientierung: Verweisen Sie** die Angehörigen an Organisationen und Vereinigungen, die auf Palliativmedizin spezialisiert sind und Informationen und Unterstützung anbieten.
- **Helplines:** Geben Sie die Telefonnummern der Helplines für psychische Gesundheit an, bei denen Angehörige in dringenden Fällen Unterstützung erhalten können.

Ressourcen für die Trauer :
- **Trauerliteratur: Bieten Sie** Bücher und Online-Ressourcen über den Trauerprozess an, um den Angehörigen zu helfen, ihre Trauer zu antizipieren und zu bewältigen.
- **Trauergruppen:** Informieren Sie die Angehörigen über lokale Trauergruppen, in denen sie nach dem Tod des Patienten Unterstützung finden können.

Die Bereitstellung von Ressourcen, die den Angehörigen bei der Bewältigung helfen, ist ein wesentlicher Aspekt der Palliativversorgung. Indem Sie Informationen, Anleitung und

Beratung zur Bewältigung von emotionalem Stress anbieten, tragen Sie dazu bei, die Resilienz der Angehörigen zu stärken und ihnen zu helfen, diese schwierige Zeit mit den ihnen zur Verfügung stehenden Hilfsmitteln und dem Wissen zu überstehen.

Die Emotionen von trauernden Familien anhören und validieren

Der Trauerprozess ist eine komplexe emotionale Phase für Familien, die einen geliebten Menschen in der Palliativpflege verloren haben. Als Pflegekraft ist es von entscheidender Bedeutung, einen Raum für das Zuhören und die Validierung der Emotionen zu schaffen, die Familien in dieser schwierigen Zeit empfinden können.

Aktives Zuhören :
- **Aufmerksame** Präsenz: Bieten Sie den trauernden Familien Ihre volle Präsenz und Aufmerksamkeit an, indem Sie ihnen zuhören, wann immer sie es brauchen.
- **Keine Verurteilung:** Schaffen Sie eine sichere Umgebung, in der sich Familien wohl fühlen, wenn sie sich äußern, ohne Angst vor Verurteilung haben zu müssen.

Validierung von Emotionen :
- **Empathie:** Zeigen Sie Empathie, indem Sie die Gefühle der Familien anerkennen und zum Ausdruck bringen, dass ihre Gefühle legitim sind.
- **Validierung:** Verwenden Sie Sätze wie "Ich verstehe, dass Sie sich so fühlen", um die Gefühle, die sie teilen, zu validieren.

Ermutigung zur Selbstdarstellung :
- **Offenheit für Gespräche:** Ermutigen Sie die Familien, ihre Gefühle, Erinnerungen und Sorgen frei zu äußern.
- **Erfahrungsaustausch:** Falls angemessen, teilen Sie persönliche Geschichten, um ein Gefühl der Verbundenheit und des gegenseitigen Verständnisses zu schaffen.

Vermeiden Sie Klischees :
- **Vermeiden Sie Plattitüden:** Vermeiden Sie die Verwendung von Phrasen wie "es ist das Beste" oder "die Zeit heilt alle Wunden", da diese die Emotionen der Familien herunterspielen können.

- **Tiefes** Zuhören: Konzentrieren Sie sich darauf, zuzuhören, anstatt schnelle Antworten zu geben, so dass sich die Familien wirklich gehört fühlen.

Respekt für den Verlauf der Trauer :

- **Zuhören im Wandel der Zeit:** Seien Sie darauf vorbereitet, trauernden Familien zu verschiedenen Zeitpunkten zuzuhören, da sich ihre Gefühle im Laufe der Zeit verändern können.
- **Anpassung des Ansatzes: Passen Sie** Ihren Ansatz an die spezifischen Emotionen an, die Familien in verschiedenen Phasen der Trauer teilen.

Verweise auf professionelle Unterstützung :

- **Trauerberater:** Falls erforderlich, empfehlen Sie spezialisierte Trauerberater für professionelle emotionale Unterstützung.
- **Trauergruppen:** Verweisen Sie die Familien an Trauergruppen, in denen sie ihre Gefühle mit anderen Menschen teilen können, die einen ähnlichen Verlust erlitten haben.

Das Zuhören und Bestätigen der Emotionen von trauernden Familien ist ein wesentlicher Aspekt der Palliativmedizin. Indem Sie einen sicheren Raum für den emotionalen Ausdruck bieten und Einfühlungsvermögen zeigen, helfen Sie den Familien, mit ihrer Trauer umzugehen und Trost in dieser schwierigen Zeit zu finden.

Management von Familienkonflikten und zwischenmenschlichen Dynamiken

Potentielle Konflikte in der Familie erkennen und bewältigen
Familien in der Palliativpflege können aufgrund des Drucks der Situation und der intensiven Emotionen, die mit dem Lebensende eines geliebten Menschen verbunden sind, mit Spannungen und emotionalen Konflikten konfrontiert sein. Als Pflegekraft ist es wichtig, diese Konflikte zu erkennen und zu bewältigen, um eine Umgebung der Unterstützung und Zusammenarbeit aufrechtzuerhalten.

Anzeichen eines Konflikts :

- **Schwierige Kommunikation:** Erkennen Sie Kommunikationsschwierigkeiten, häufige Streitigkeiten oder mangelnde Zusammenarbeit zwischen den Familienmitgliedern.
- **Sichtbare Spannungen:** Achten Sie auf Anzeichen von emotionalen Spannungen oder offensichtlichen Meinungsverschiedenheiten bei Ihren Interaktionen mit der Familie.

Zuhören und Validierung :

- **Aktives Zuhören:** Bieten Sie den Familienmitgliedern Raum, um ihre Bedenken und Ansichten zu äußern.
- **Validierung von Emotionen :** Bestätigen Sie die Emotionen und Perspektiven aller Beteiligten, indem Sie zeigen, dass Sie deren Standpunkt verstehen.

Mediation :

- **Rolle des Mediators:** Falls erforderlich und mit dem Einverständnis der Parteien, können Sie als Mediator fungieren, um die Kommunikation zwischen den Familienmitgliedern zu erleichtern.
- **Ausgewogenheit:** Stellen Sie sicher, dass jedes Familienmitglied die Möglichkeit hat, sich zu äußern und gehört zu werden.

Erwartungsmanagement :

- **Klärung der Erwartungen :** Helfen Sie, die Erwartungen jedes Familienmitglieds hinsichtlich der Pflege, der medizinischen Entscheidungen und der jeweiligen Rollen zu klären.
- **Offene Kommunikation:** Fördern Sie eine offene und ehrliche Kommunikation, um Missverständnisse zu vermeiden.

Erinnerung an das gemeinsame Ziel :

- **Patientenzentrierung:** Erinnern Sie die Familie daran, dass das gemeinsame Ziel das Wohlergehen des Patienten am Lebensende ist und dass Konflikte kontraproduktiv sein können.
- **Lebensqualität:** **Heben Sie** hervor, wie wichtig es ist, die Lebensqualität und die Würde des Patienten in dieser Zeit zu erhalten.

Verweise auf externe Unterstützung :

- **Familienberater:** Verweisen Sie die Familie an Familienberater oder Therapeuten, die ihnen bei der Bewältigung von Konflikten helfen können.

- **Professionelle Intervention:** Wenn die Konflikte fortbestehen, empfehlen Sie die Intervention einer psychosozialen Fachkraft, um die Lösung zu erleichtern.

Vertraulichkeit :

- **Wahrung der Vertraulichkeit:** Versichern Sie den Familienmitgliedern, dass ihre Gespräche und Anliegen vertraulich behandelt werden.
- **Berufliche Grenzen:** Erklären Sie Ihre Grenzen als Krankenschwester und bieten Sie Hilfe an, um sie an die entsprechenden Ressourcen zu verweisen.

Der Umgang mit Konflikten innerhalb der Familie in der Palliativmedizin kann komplex sein, ist jedoch von entscheidender Bedeutung für die Aufrechterhaltung einer Umgebung der Unterstützung und des gegenseitigen Verständnisses. Indem Sie die Anzeichen von Konflikten erkennen, eine offene Kommunikation fördern und Ressourcen für eine Mediation bereitstellen, tragen Sie dazu bei, die Harmonie innerhalb der Familie zu erhalten und sicherzustellen, dass der Patient in dieser heiklen Zeit die bestmögliche Versorgung erhält.

Erleichterung der Kommunikation und Konfliktlösung

Als Krankenpfleger ist es ein entscheidender Aspekt Ihrer Rolle, die Kommunikation und die Lösung von Konflikten innerhalb der Familie zu erleichtern. Ein effektives Konfliktmanagement trägt dazu bei, ein optimales Unterstützungsumfeld für den sterbenden Patienten und seine Angehörigen zu schaffen.

Erstellen Sie einen Raum für Offene Kommunikation :

- **Familientreffen:** Organisieren Sie regelmäßige Familientreffen, um die Pflege, medizinische Entscheidungen und emotionale Sorgen zu besprechen.
- **Aktives Zuhören: Hören Sie** bei Gruppendiskussionen aufmerksam zu und ermutigen Sie jedes Familienmitglied, seine Meinung zu äußern.

Kommunikationstechniken anwenden :

- **Paraphrase:** Wiederholen Sie die Bedenken der anderen, um sicherzustellen, dass Sie alles richtig verstanden haben.

- **Empathie:** Zeigen Sie Empathie, indem Sie zum Ausdruck bringen, dass Sie die Emotionen und Perspektiven aller Beteiligten verstehen.

Förderung der Zusammenarbeit :

- **Den Patienten in den Mittelpunkt stellen** : Erinnern Sie regelmäßig daran, dass der sterbende Patient an erster Stelle steht.
- **Gemeinsame Lösungen finden:** Ermutigen Sie die Familie, zusammenzuarbeiten, um Lösungen zu finden, die für alle Beteiligten akzeptabel sind.

Kommunikationsregeln aufstellen :

- **Gegenseitiger Respekt:** Stellen Sie Kommunikationsregeln auf, die den gegenseitigen Respekt fördern, auch wenn Sie nicht einer Meinung sind.
- **Vermeidung von Schuldzuweisungen:** Ermutigen Sie die Familie, Schuldzuweisungen zu vermeiden und sich auf Lösungen zu konzentrieren.

Intervention in Konfliktfällen :

- **Mediation:** Wenn der Konflikt anhält, bieten Sie an, als Mediator zu fungieren, um das Gespräch zwischen den Familienmitgliedern zu erleichtern.
- **Neutralität wahren:** **Behalten Sie** während der Schlichtung eine neutrale Position bei und stellen Sie sicher, dass sich jede Partei gehört fühlt.

Entwicklung von Kommunikationsfähigkeiten :

- **Schulung:** Bieten Sie den Familienmitgliedern Kommunikationstrainings an, wobei der Schwerpunkt auf aktivem Zuhören und Konfliktlösung liegt.
- **Wiederholung von Schlüsselbotschaften:** Wiederholen Sie Schlüsselbotschaften, um sicherzustellen, dass die Informationen verstanden und integriert werden.

Den Patienten informiert halten :

- **Transparenz:** Informieren Sie den Patienten über familiäre Diskussionen, die ihn betreffen, und respektieren Sie dabei seine Präferenzen für die Vertraulichkeit.
- **Einbeziehung des Patienten:** Wenn der Patient es wünscht, beziehen Sie ihn in die Familiengespräche mit ein, damit er seine Bedenken äußern kann.

Die Förderung der Kommunikation und der Konfliktlösung innerhalb der Familie erfordert sensible Kommunikationsfähigkeiten und einen geduldigen Ansatz. Durch die Förderung von Offenheit, Zusammenarbeit und

132

gegenseitigem Respekt tragen Sie dazu bei, ein Umfeld zu schaffen, in dem fundierte Entscheidungen getroffen und harmonische Beziehungen in dieser emotional belastenden Zeit aufrechterhalten werden können.

Kontinuierliche Unterstützung zur Bewahrung der Familienbeziehungen

Die Aufrechterhaltung der familiären Beziehungen während der Palliativpflege ist von entscheidender Bedeutung, um das Wohlbefinden des Patienten am Lebensende und die emotionale Unterstützung seiner Angehörigen zu gewährleisten. Als Pflegekraft können Sie eine entscheidende Rolle spielen, indem Sie kontinuierlich Unterstützung anbieten, um starke und harmonische Familienbeziehungen aufrechtzuerhalten.

Sensibilisierung für die Bedeutung von Familienbeziehungen :
*   **Diskussion:** Sprechen Sie mit der Familie über die Bedeutung von Solidarität und Zusammenarbeit in dieser schwierigen Zeit.
*   **Stärkung der Bindungen :** Erinnern Sie die Familien daran, dass starke Bindungen dem Patienten und den Angehörigen Trost spenden können.

Bildung über Trauer und Emotionen :
*   **Offene Kommunikation:** Ermutigen Sie die Familien, ihre Gefühle auszudrücken und ehrlich über ihre Sorgen zu sprechen.
*   **Normalisierung der Trauer:** Erklären Sie, dass verschiedene Menschen unterschiedlich auf Trauer reagieren können und dass dies die Beziehungen beeinflussen kann.

Förderung der kontinuierlichen Kommunikation :
*   **Regelmäßige Treffen:** Organisieren Sie regelmäßige Familientreffen, um die Pflege, Entscheidungen und Sorgen zu besprechen.
*   **Aktives Zuhören:** Fördern Sie aufmerksames Zuhören und ermutigen Sie jedes Familienmitglied, seine Meinungen und Bedenken mitzuteilen.

Vermeidung von Missverständnissen :
*   **Klarheit der Informationen :** Stellen Sie sicher, dass die Informationen über die medizinische Versorgung und die medizinischen Entscheidungen von allen Familienmitgliedern verstanden werden.

- **Wiederholung von Schlüsselinformationen:** Wiederholen Sie wichtige Informationen, um sicherzustellen, dass sie von allen verstanden werden.

Stärkung der positiven Rollen :

- **Hervorhebung der Stärken:** Identifizieren und fördern Sie die Stärken und Fähigkeiten jedes Familienmitglieds, um ihr Selbstvertrauen zu stärken.
- **Rollenzuweisung: Beziehen** Sie die Familienmitglieder entsprechend ihrer Fähigkeiten und Vorlieben in die Pflege und Aufgaben ein.

Verweise auf externe Ressourcen :

- **Familienberater:** Verweisen Sie Familien an Familienberater oder Therapeuten, die auf Beziehungsmanagement spezialisiert sind.
- **Selbsthilfegruppen:** Informieren Sie die Familien über Selbsthilfegruppen für Angehörige von Palliativpatienten.

Schaffung eines unterstützenden Umfelds :

- **Zuhören und Unterstützung:** Zeigen Sie, dass Sie verfügbar sind, um die Sorgen der Familien anzuhören und bei Bedarf Ratschläge zu erteilen.
- **Neutralität:** Seien Sie neutral und fair in Ihren Interaktionen mit allen Familienmitgliedern, um die Bevorzugung einzelner Mitglieder zu vermeiden.

Die Aufrechterhaltung der familiären Beziehungen während der Palliativpflege erfordert eine kontinuierliche Unterstützung und offene Kommunikation. Durch die Förderung von Zuhören, gegenseitigem Verständnis und Harmonie tragen Sie dazu bei, eine Umgebung zu schaffen, in der sich die Familien unterstützt fühlen, was für das Wohlbefinden des sterbenden Patienten und die Unterstützung der Angehörigen in dieser schwierigen Zeit von entscheidender Bedeutung ist.

Kapitel 8

Komfortable Pflege und Pflege am Lebensende

Vorbereitung auf das Ende des Lebens und Komfortpflege

Erforschung der Erwartungen und Präferenzen von Patienten am Lebensende

Die Erkundung der Erwartungen und Vorlieben des Patienten am Lebensende ist ein wesentlicher Aspekt der Palliativversorgung. Als Krankenpfleger ist es Ihre Aufgabe, einen sicheren und respektvollen Raum zu schaffen, in dem der Patient seine Wünsche, Bedürfnisse und Bedenken hinsichtlich der Versorgung am Lebensende äußern kann. Dieser Schritt ist entscheidend für die Bereitstellung einer personalisierten Pflege, die die Würde und Lebensqualität des Patienten respektiert.

Schaffung eines günstigen Umfelds :
- **Vertraulichkeit:** Stellen Sie sicher, dass die Umgebung privat ist und dass der Patient sich sicher fühlt, seine Gedanken und Vorlieben mitzuteilen.
- **Einfühlungsvermögen: Zeigen Sie** Einfühlungsvermögen und Sensibilität gegenüber dem Patienten, indem Sie zeigen, dass Sie da sind, um ihm zuzuhören und ihn zu unterstützen.

Ermutigung zur Äußerung von Erwartungen :
- **Offene Fragen :** Stellen Sie offene Fragen, um den Patienten zu ermutigen, seine Erwartungen, Wünsche und Sorgen mitzuteilen.
- **Zeit nehmen:** Geben Sie dem Patienten ausreichend Zeit, um nachzudenken und sich auszudrücken, ohne sich dabei gehetzt zu fühlen.

Pflege und Komfort erkunden :
- **Medizinische Behandlung:** Besprechen Sie die verfügbaren Behandlungsmöglichkeiten und die Behandlungsziele entsprechend der Situation des Patienten.
- **Komfortable Pflege:** Erklären Sie die Möglichkeiten der Palliativmedizin und der Sterbebegleitung, um dem Patienten zu helfen, die ihm zur Verfügung stehenden Optionen zu verstehen.

Diskutieren Sie die Ortspräferenzen :
- **Ort der Versorgung:** Fragen Sie, ob der Patient Präferenzen hinsichtlich des Ortes hat, an dem er die

Palliativversorgung erhalten möchte, sei es zu Hause, in einem Hospiz oder im Krankenhaus.

- **Familiäre Umgebung:** Erforschen Sie, ob der Patient während dieser Zeit von seiner Familie und seinen Angehörigen umgeben sein möchte.

Erkundung von Werten und Überzeugungen :

- **Spirituelle** Überzeugungen : Wenn der Patient spirituelle Überzeugungen hat, diskutieren Sie, wie diese seine Wünsche für die Versorgung am Lebensende beeinflussen können.
- **Persönliche Werte:** Erforschen Sie die persönlichen Werte des Patienten und wie diese die Entscheidungen über die Pflege leiten können.

Aufzeichnung von Entscheidungen :

- **Dokumentation der Präferenzen: Stellen Sie** sicher, dass die Präferenzen und Wünsche des Patienten in der Krankenakte festgehalten werden, um zukünftige Entscheidungen zu unterstützen.
- **Rechtliche Dokumente:** Wenn der Patient es wünscht, besprechen Sie die Erstellung von rechtlichen Dokumenten wie Patientenverfügungen und Patientenverfügungen.

Die Erkundung der Erwartungen und Präferenzen des Patienten am Lebensende erfordert einen sensiblen und respektvollen Ansatz. Indem Sie eine offene Kommunikation aufbauen, relevante Fragen stellen und aufmerksam zuhören, können Sie dem Patienten helfen, seine Wünsche zu äußern und eine informierte Entscheidung über seine Versorgung am Lebensende zu treffen. Dies trägt dazu bei, die Würde des Patienten zu wahren und ihm eine Pflege zukommen zu lassen, die seine Werte und Entscheidungen respektiert.

Schaffung einer komfortablen und beruhigenden Umgebung
Die Schaffung einer angenehmen und beruhigenden Umgebung ist ein wesentlicher Aspekt der Palliativpflege für Patienten am Lebensende. Als Krankenpfleger können Sie dazu beitragen, eine Umgebung zu schaffen, die das emotionale, physische und spirituelle Wohlbefinden des Patienten fördert und ihm in dieser kritischen Zeit Komfort bietet.

Raumplanung :

- **Helligkeit: Stellen Sie** sicher, dass die Beleuchtung des Raumes sanft und beruhigend ist und vermeiden Sie helle Beleuchtung, die Unbehagen verursachen könnte.
- **Anordnung:** Ordnen Sie die Möbel so an, dass ein offener Raum entsteht, der für den Patienten und Besucher leicht zugänglich ist.

Komfortable Möbel :

- **Bequemes Bett: Stellen Sie** sicher, dass das Bett des Patienten mit einer bequemen Matratze und Kissen ausgestattet ist, um einen erholsamen Schlaf zu fördern.
- **Stühle und Ruhezonen:** Stellen Sie Stühle und Ruhezonen für Angehörige und Besucher bereit, damit diese in der Nähe des Patienten bleiben können.

Schaffung einer beruhigenden Atmosphäre :

- **Sanfte Musik:** Spielen Sie sanfte und beruhigende Musik, um eine ruhige Atmosphäre im Raum zu schaffen.
- **Aromatherapie:** Verwenden Sie ätherische Öle wie Lavendel oder Kamille, um ein Gefühl der Ruhe zu erzeugen.

Anpassen der Räumlichkeiten :

- **Vertraute Gegenstände:** Wenn möglich, stellen Sie persönliche oder familiäre Gegenstände in das Zimmer des Patienten, um eine vertraute Umgebung zu schaffen.
- **Fotos und** Erinnerungsstücke   **:** Stellen Sie Fotos und bedeutungsvolle Erinnerungsstücke auf, um dem Patienten zu helfen, sich von seinen Angehörigen umgeben zu fühlen.

Privatsphäre und Vertraulichkeit :

- **Vorhänge:** Verwenden Sie Vorhänge oder Trennwände, um dem Patienten und seiner Familie eine gewisse Privatsphäre zu bieten.
- **Respekt** vor **dem Raum:** Sorgen Sie dafür, dass vertrauliche Gespräche und intime Momente zwischen dem Patienten und seiner Familie respektiert werden.

Temperatureinstellung :

- **Thermischer Komfort: Stellen** Sie sicher, dass die Raumtemperatur an die Vorlieben des Patienten angepasst ist und dass es weder zu heiß noch zu kalt ist.
- **Decken und Kissen: Halten Sie** leichte Decken und zusätzliche Kissen bereit, um den Bedürfnissen des Patienten gerecht zu werden.

Vermeiden Sie unangenehme Reize :
- **Reduzierung von Geräuschen :** Minimieren Sie laute oder störende Geräusche, die die Ruhe der Umgebung beeinträchtigen könnten.
- **Lichtkontrolle:** Verwenden Sie Verdunkelungsvorhänge, um das Tageslicht zu kontrollieren und dem Patienten zu helfen, sich auszuruhen.

Die Schaffung einer komfortablen und beruhigenden Umgebung für Palliativpatienten kann einen erheblichen Einfluss auf ihr allgemeines Wohlbefinden haben. Indem Sie die individuellen Vorlieben des Patienten berücksichtigen und eine Atmosphäre schaffen, die Komfort und Ruhe fördert, tragen Sie dazu bei, einen Raum zu schaffen, in dem sich der Patient in dieser sensiblen Lebensphase von liebevoller Fürsorge umgeben fühlen kann.

Planung für Komfortpflege und Symptommanagement
Die Planung der Komfortpflege und des Symptommanagements ist ein entscheidender Schritt in der Palliativpflege für Patienten am Lebensende. Als Krankenpfleger spielen Sie eine entscheidende Rolle bei der Entwicklung eines Pflegeplans, der darauf abzielt, die Lebensqualität des Patienten zu erhalten und gleichzeitig die mit seinem Zustand verbundenen Symptome wirksam zu behandeln.

Umfassende Bewertung der Symptome :
- Körperliche Symptome: Erkennen und bewerten Sie körperliche Symptome wie Schmerzen, Atemnot, Übelkeit und Müdigkeit.
- **Psychologische** Symptome: Erforschen Sie die psychologischen Symptome wie Depression, Angst und Verwirrung.

Interdisziplinäre Zusammenarbeit :
- **Pflegeteam: Arbeiten** Sie mit dem medizinischen Team, den Fachkräften für psychische Gesundheit und den Sozialarbeitern zusammen, um einen umfassenden Pflegeplan zu erstellen.
- **Kommunikation: Kommunizieren Sie** regelmäßig mit den anderen Teammitgliedern, um eine effektive Koordination der Pflege zu gewährleisten.

Personalisierung des Pflegeplans :

- **Patientenpräferenzen:** Integrieren Sie die Präferenzen und Prioritäten des Patienten in den Pflegeplan, um sicherzustellen, dass er die Pflege erhält, die seinen Bedürfnissen entspricht.
- **Pflegeziele:** Ermitteln Sie die Pflegeziele des Patienten, ob es sich um Schmerzlinderung, Erhaltung der Mobilität oder Förderung des inneren Friedens handelt.

Management von Schmerzen und Symptomen :

- **Medikamente :** Sorgen Sie für eine angemessene Schmerzbehandlung durch den Einsatz geeigneter Medikamente und Techniken.
- **Nichtmedikamentöse** Therapien: Integrieren Sie Therapien wie Entspannung, Meditation und Musiktherapie, um die Symptome zu behandeln.

Regelmäßige Überwachung :

- **Kontinuierliche Beurteilung: Beurteilen Sie** die Symptome des Patienten regelmäßig neu und passen Sie den Pflegeplan entsprechend der Entwicklung an.
- **Aktives Zuhören:** Achten Sie auf die Signale des Patienten bezüglich der Symptome und der sich ändernden Bedürfnisse.

Patienten- und Familienbildung :

- **Informationen zu Symptomen:** Erklären Sie dem Patienten und seiner Familie die möglichen Symptome und wie man mit ihnen umgehen kann.
- **Heimmanagement:** Geben Sie Anweisungen zum Umgang mit Symptomen zu Hause und zu Maßnahmen, die im Falle einer Verschlechterung zu ergreifen sind.

Dokumentieren und Kommunizieren :

- **Medizinische Aufzeichnungen:** Dokumentieren Sie den Behandlungsplan, die Symptome und die Maßnahmen sorgfältig in den medizinischen Aufzeichnungen des Patienten.
- **Transparente Kommunikation :** Teilen Sie relevante Informationen mit dem Pflegeteam, um eine ganzheitliche Pflege zu gewährleisten.

Die Planung der Komfortpflege und der Symptombehandlung erfordert einen proaktiven und koordinierten Ansatz. Durch die Zusammenarbeit mit dem Pflegeteam, die Anpassung des Plans an die Vorlieben des Patienten und die Beobachtung der

Entwicklung der Situation tragen Sie dazu bei, dass der Patient eine angemessene und qualitativ hochwertige Pflege erhält und während dieser schwierigen Zeit eine gute Lebensqualität behält.

Begleitung des Patienten in seinen letzten Minuten

Einfühlsame Präsenz und emotionale Unterstützung

Einfühlsame Präsenz und emotionale Unterstützung sind wesentliche Aspekte der palliativen Versorgung von Patienten am Lebensende. Als Krankenpfleger spielen Sie eine Schlüsselrolle, indem Sie den Patienten und ihren Familien in dieser sensiblen Zeit aufmerksam zuhören, einfühlsames Verständnis entgegenbringen und emotionale Unterstützung leisten.

Eine ruhige und fürsorgliche Präsenz aufbauen :
- **Nicht-invasiver Ansatz:** Respektieren Sie den Raum des Patienten und zeigen Sie, dass Sie für jede Interaktion zur Verfügung stehen.
- **Visueller Kontakt:** Stellen Sie einen warmen visuellen Kontakt her, um Ihre Aufmerksamkeit und Ihr Engagement auszudrücken.

Aktives Zuhören und einfühlsames Verstehen :
- **Zuhören ohne zu urteilen :** Lassen Sie den Patienten frei sprechen, ohne zu unterbrechen, zu bewerten oder sofortige Lösungen anzubieten.
- **Validierung von Emotionen:** Drücken Sie Empathie aus, indem Sie die Emotionen des Patienten validieren und zeigen, dass Sie verstehen, wie er sich fühlt.

Emotionale Unterstützung für Familien :
- **Emotionaler Empfang:** Bieten Sie einen Raum, in dem die Familien ihre Sorgen und Emotionen offen aussprechen können.
- **Informationsaustausch:** Stellen Sie ehrliche und verständliche Informationen zur Verfügung, um den Familien zu helfen, die Situation besser zu verstehen.

Momente des Trostes anbieten :
- **Stille Präsenz:** Seien Sie still anwesend, wenn der Patient oder die Familie nachdenken oder sich sammeln müssen.

- **Emotionale Unterstützung:** Bieten Sie sanften körperlichen Kontakt an, z. B. Händchenhalten, wenn dies angemessen und erwünscht ist.

Validierung von Erfahrungen :
- **Normalisierung:** Erklären Sie, dass die Gefühle, Sorgen und Erfahrungen, die der Patient erlebt, in diesem Zusammenhang normal sind.
- **Zuhören ohne zu urteilen:** Vermeiden Sie es, die emotionalen Reaktionen des Patienten zu beurteilen und stellen Sie sicher, dass er sich sicher fühlt, sie mitzuteilen.

Spirituelle und emotionale Bedürfnisse befriedigen :
- **Spirituelle Fragen:** Wenn der Patient spirituelle Fragen äußert, sollten Sie sich auf eine offene und respektvolle Diskussion einlassen.
- **Präsenz in wichtigen Momenten :** Seien Sie bei wichtigen Momenten anwesend, z.B. bei Gesprächen über das Lebensende oder bei den Vorbereitungen für die Beerdigung.

Mitgefühl in Aktion praktizieren :
- **Helfen Sie bei kleinen Dingen: Bieten Sie** Ihre Hilfe bei alltäglichen Aufgaben an, die den Patienten und die Familie entlasten können.
- **Bedürfnisse antizipieren:** Versuchen Sie, die emotionalen und praktischen Bedürfnisse des Patienten und der Familie vorauszusehen, bevor sie diese äußern.

Die einfühlsame Präsenz und emotionale Unterstützung, die Sie den Patienten und ihren Familien anbieten, sind wesentliche Elemente für die Schaffung einer Umgebung des Vertrauens, des Respekts und des Wohlwollens. Indem Sie aktiv zuhören, Einfühlungsvermögen zeigen und auf emotionale Bedürfnisse eingehen, tragen Sie dazu bei, die emotionale Belastung aller Beteiligten zu verringern und sie in dieser heiklen Lebensphase einfühlsam zu begleiten.

Linderung von Angst und körperlichem Unbehagen
Die Linderung von Ängsten und körperlichen Beschwerden ist eine Priorität in der Palliativpflege für Patienten am Lebensende. Als Krankenpfleger spielen Sie eine entscheidende Rolle dabei, den Patienten zu helfen, sich in dieser schwierigen Zeit emotional und körperlich wohler zu fühlen.

Bewertung von Angst :
- **Beobachtung:** Achten Sie auf Anzeichen von Angstzuständen wie Unruhe, Nervosität und Schlafstörungen.
- **Kommunikation:** Stellen Sie offene Fragen, um die Quellen der Angst des Patienten zu verstehen.

Ansätze zur Linderung von Angstzuständen :
- **Aktives Zuhören:** Bieten Sie dem Patienten ein offenes Ohr, damit er seine Bedenken und Sorgen äußern kann.
- **Entspannungstechniken:** Unterrichten Sie Techniken wie tiefes Atmen, Meditation und Visualisierung, um Ängste zu reduzieren.

Management von körperlichen Beschwerden :
- **Schmerz:** Stellen Sie sicher, dass der Schmerzbehandlungsplan auf die Bedürfnisse des Patienten zugeschnitten ist und passen Sie ihn entsprechend an.
- **Übelkeit und Erbrechen:** Verwenden Sie antiemetische Medikamente und bieten Sie Techniken wie Akupressur an, um diese Symptome zu lindern.

Beruhigende Kommunikation :
- **Klare Informationen:** Geben Sie ehrliche Informationen über die Situation des Patienten und über die Maßnahmen, die ergriffen wurden, um mit Angst und Unwohlsein umzugehen.
- **Managementoptionen: Beziehen** Sie den Patienten in die Entscheidungen über die Methoden zur Bewältigung von Angst und Unwohlsein mit ein.

Anwendung von Komplementärtherapien :
- **Massagetherapie:** Falls angebracht, bieten Sie eine sanfte Massage an, um die Körperspannung zu lindern und die Entspannung zu fördern.
- **Künstlerische Therapien:** Ermutigen Sie den Patienten, an kreativen Aktivitäten wie Malen oder Musizieren teilzunehmen, um den Stress zu reduzieren.

Interdisziplinäre Zusammenarbeit :
- **Teamarbeit: Arbeiten** Sie mit Ärzten, Psychologen und anderen Gesundheitsexperten zusammen, um einen ganzheitlichen Ansatz zu bieten.
- **Sozialarbeit: Beziehen Sie** ggf. einen Sozialarbeiter ein, um zusätzliche Unterstützung bei Ängsten und finanziellen Sorgen zu bieten.

Fortlaufende Bewertung :
- **Anpassungen :** Überwachen Sie die Wirksamkeit der Maßnahmen und passen Sie sie gegebenenfalls an, um den Komfort des Patienten zu gewährleisten.
- **Patienten-Feedback:** Hören Sie dem Patienten aufmerksam zu, um zu erfahren, wie er auf die verschiedenen Ansätze zur Linderung der Beschwerden reagiert.

Durch die Linderung von Ängsten und körperlichen Beschwerden tragen Sie dazu bei, die Lebensqualität des Patienten am Lebensende zu verbessern. Ihre Fähigkeit, zuzuhören, die Pflege auf die individuellen Bedürfnisse abzustimmen und mit anderen Gesundheitsfachkräften zusammenzuarbeiten, spielt eine wesentliche Rolle bei der Bereitstellung einer mitfühlenden und auf den einzelnen Patienten abgestimmten Pflege.

Erleichterung der abschließenden Kommunikation zwischen dem Patienten und seinen Angehörigen
Die Erleichterung der abschließenden Kommunikation zwischen dem Patienten und seinen Angehörigen ist eine schwierige, aber wichtige Aufgabe in der Palliativpflege für Patienten am Lebensende. Als Krankenpfleger können Sie eine entscheidende Rolle dabei spielen, einen Raum zu schaffen, in dem Patienten und ihre Angehörigen bedeutungsvolle Gespräche führen, ihre Gefühle ausdrücken und wertvolle Erinnerungen teilen können.

Schaffung eines Raums, der der Kommunikation förderlich ist :
- **Privatsphäre: Stellen Sie** sicher, dass die Umgebung ruhig und privat ist und einen Ort bietet, an dem Gespräche ohne Unterbrechung stattfinden können.
- **Diskrete Präsenz:** Seien Sie anwesend, wenn die Angehörigen Ihre Unterstützung brauchen, aber stellen Sie sicher, dass Sie sich nicht in ihre Gespräche einmischen.

Ermutigung zu wichtigen Gesprächen :
- **Offene Diskussion:** Ermutigen Sie die Angehörigen und den Patienten, wichtige Themen wie Wünsche am Lebensende und Sorgen frei zu diskutieren.
- **Missverständnisse klären:** Wenn es zu Missverständnissen kommt, vermitteln Sie und helfen Sie, die Dinge zu klären.

Unterstützung der emotionalen Kommunikation :

- **Emotionale Validierung:** Zeigen Sie Verständnis und Einfühlungsvermögen für die vom Patienten und seinen Angehörigen geäußerten Emotionen.
- **Ausdruck von Gefühlen :** Ermutigen Sie jeden, seine Gefühle und Erinnerungen ohne Bewertung mitzuteilen.

Schwierige Fragen einführen :

- **Lebensende:** Wenn der Patient es wünscht, erleichtern Sie Gespräche über das Lebensende, Wünsche bezüglich der Pflege und schwierige Entscheidungen.
- **Beerdigungsplanung:** Falls relevant, bieten Sie Ressourcen an, die bei der Planung der Beerdigungsvorkehrungen helfen.

Förderung des Austauschs wichtiger Mitteilungen :

- **Briefe und Nachrichten:** Ermutigen Sie den Patienten und seine Angehörigen, Briefe oder Nachrichten zu schreiben, um ihre Gedanken und Gefühle auszudrücken.
- **Andenken schaffen:** Erleichtern Sie die Schaffung greifbarer Andenken wie Audioaufnahmen oder Videos für die Angehörigen.

Unterstützung des Patienten bei seinen Kommunikationszielen :

- **Führen Sie das Gespräch:** Wenn der Patient es wünscht, können Sie als Vermittler fungieren und das Gespräch auf die Themen lenken, die er ansprechen möchte.
- **Zeit gewähren:** Seien Sie geduldig und gewähren Sie dem Patienten Zeit, um seine Gefühle auszudrücken.

Spirituelle Überzeugungen respektieren:

- **Rituale und Gebete:** Wenn der Patient und die Familie es wünschen, unterstützen Sie die Durchführung von bedeutsamen Ritualen oder Gebeten.
- **Spiritueller Trost:** Bieten Sie spirituelle Unterstützung an, wenn dies den Überzeugungen des Patienten und seiner Familie entspricht.

Die Erleichterung der abschließenden Kommunikation zwischen dem Patienten und seinen Angehörigen erfordert ein tiefes Einfühlungsvermögen und Verständnis seitens der Pflegekraft. Indem Sie einen offenen und wohlwollenden Raum für Gespräche schaffen, den Ausdruck von Gefühlen fördern und die individuellen Bedürfnisse des Patienten und seiner Familie unterstützen, können Sie dazu beitragen, wertvolle Momente der

Verbindung und des bedeutungsvollen Abschiednehmens zu schaffen.

Ritual und Spiritualität in der Palliativmedizin

Integration der spirituellen und religiösen Überzeugungen des Patienten

Die Einbeziehung der spirituellen und religiösen Überzeugungen des Patienten ist eine entscheidende Dimension der palliativen Versorgung von Patienten am Lebensende. Als Pflegekraft müssen Sie die persönlichen Überzeugungen des Patienten respektieren und berücksichtigen, um ihm eine ganzheitliche Unterstützung zukommen zu lassen, die seinen spirituellen und emotionalen Bedürfnissen gerecht wird.

Respektvoller Ansatz :
*   **Aktives Zuhören:** Hören Sie dem Patienten aufmerksam zu, wenn er seine spirituellen und religiösen Überzeugungen mitteilt, ohne zu urteilen.
*   **Sensitive Fragen:** Wenn der Patient bereit ist, darüber zu sprechen, stellen Sie offene Fragen, um seine Spiritualität besser zu verstehen.

Koordination mit dem religiösen Personal :
*   **Spirituelle Führer:** Wenn der Patient es wünscht, ermöglichen Sie den Besuch eines religiösen Führers oder eines spirituellen Beraters seines Glaubens.
*   **Religiöse Ressourcen:** Stellen Sie religiöse Ressourcen wie heilige Texte oder spezifische Gebete zur Verfügung, wenn der Patient danach fragt.

Aufnahme in die Pflege :
*   **Rituale und Gebete:** Wenn der Patient bestimmte Rituale oder Gebete wünscht, stellen Sie sicher, dass diese so weit wie möglich eingehalten werden.
*   **Ernährung: Berücksichtigen Sie** bei der Planung der Mahlzeiten diätetische Einschränkungen oder religiöse Präferenzen.

Emotionale und spirituelle Unterstützung :
*   **Spiritueller Trost:** Bieten Sie Ihre Unterstützung an, indem Sie dem Patienten zuhören und gegebenenfalls spirituelle Gedanken mit ihm teilen.

- **Gebetsbegleitung:** Wenn der Patient es wünscht, nehmen Sie an Gebeten oder Meditationen teil.

Einhaltung von Praktiken und Zeremonien :

- **Planung von Zeremonien:** Wenn der Patient den Wunsch nach einer bestimmten Zeremonie äußert, helfen Sie bei der Organisation dieser Zeremonie in Zusammenarbeit mit der Familie und religiösen Ressourcen.
- **Privacy:** Stellen Sie sicher, dass der Patient seinen Glauben privat ausüben kann, wenn er dies wünscht.

Anpassung an sich ändernde Bedürfnisse :

- **Glaubensentwicklung:** Seien Sie sich bewusst, dass sich die spirituellen Überzeugungen eines Patienten in Abhängigkeit von der medizinischen und emotionalen Situation entwickeln können.
- **Anpassung der Pflege: Passen** Sie die Pflege während des gesamten Sterbeprozesses an die spirituellen Bedürfnisse des Patienten an.

Kulturelle Sensibilität :

- **Kultureller Hintergrund:** Seien Sie sich der kulturellen Praktiken bewusst, die mit den spirituellen und religiösen Überzeugungen des Patienten verbunden sind.
- **Ratschläge der Familie:** Wenn die Familie Informationen über die Überzeugungen des Patienten mitteilt, sollten Sie dies zur Kenntnis nehmen und respektieren.

Die Einbeziehung der spirituellen und religiösen Überzeugungen des Patienten in die palliativmedizinische Versorgung erfordert ein hohes Maß an Sensibilität und Respekt. Indem Sie zuhören, angemessene spirituelle Unterstützung anbieten und gegebenenfalls mit religiösen Ressourcen zusammenarbeiten, tragen Sie dazu bei, ein mitfühlendes Pflegeumfeld zu schaffen, das die spirituelle Dimension des Patienten am Lebensende anerkennt und respektiert.

Momente der Besinnung und des Gebets anbieten

Das Angebot von Zeiten der Besinnung und des Gebets ist eine wichtige Möglichkeit, die spirituelle Dimension in die palliativmedizinische Versorgung von Patienten am Lebensende zu integrieren. Als Krankenpfleger können Sie eine bedeutende Rolle spielen, indem Sie Räume und Möglichkeiten schaffen, in denen Patienten und ihre Angehörigen spirituelle Verbindungen herstellen und Trost finden können.

Zuhören und Respekt :

- **Präferenzen des Patienten:** Wenn der Patient religiöse oder spirituelle Präferenzen geäußert hat, respektieren Sie diese, indem Sie Momente der Besinnung oder des Gebets anbieten, die seinem Glauben entsprechen.
- **Respektvolle Einladung: Bieten** Sie diese Momente auf behutsame Weise an und lassen Sie dem Patienten und seiner Familie die Freiheit zu entscheiden, ob sie daran teilnehmen möchten.

Schaffung eines friedlichen Raumes :

- **Ruhige Umgebung:** Wählen Sie einen ruhigen Ort, an dem Patienten und ihre Angehörigen sich in Ruhe erholen können.
- **Symbolische Elemente:** Wenn der Patient es wünscht, fügen Sie symbolische Elemente wie Kerzen, religiöse Symbole oder persönliche Gegenstände mit Bedeutung hinzu.

Erleichterung der Reflexion :

- **Sanfte Führung:** Wenn der Patient es wünscht, schlagen Sie eine kurze Reflexion oder inspirierende Gedanken vor, die sich auf Spiritualität oder das Lebensende beziehen.
- **Zeit der Besinnung:** Bieten Sie eine Zeit der Stille an, damit die Teilnehmer auf ihre Weise meditieren, nachdenken oder beten können.

Einbeziehung von Angehörigen :

- **Einladung an die Angehörigen:** Ermutigen Sie die Angehörigen, an diesen Momenten der Reflexion und des Gebets teilzunehmen, wenn sie es wünschen.
- **Teilen von** Erinnerungen : Sie können den Teilnehmern vorschlagen, Erinnerungen, Gedanken oder Gebete zu Ehren des Patienten zu teilen.

Respekt für Vielfalt :

- **Kulturelle Anpassung:** Seien Sie sich der kulturellen und religiösen Vielfalt bewusst und stellen Sie sicher, dass die Momente des Nachdenkens diese Unterschiede respektieren.
- **Inklusiver Ansatz:** Wenn religiöse Vielfalt vorhanden ist, sorgen Sie dafür, dass sich alle Teilnehmer wohl und respektiert fühlen.

Geistiger Beistand :
- **Spirituelle Unterstützung:** Wenn der Patient die Anwesenheit eines religiösen Führers oder eines Seelsorgers wünscht, koordinieren Sie deren Besuch während der Zeit der Reflexion.
- **Respekt vor der Autonomie: Stellen Sie** sicher, dass der Patient und seine Familie sich frei fühlen zu entscheiden, ob sie während dieser Zeit eine Seelsorge wünschen oder nicht.

Das Angebot von Zeiten der Besinnung und des Gebets kann Patienten und ihren Angehörigen in der Zeit am Lebensende einen tiefen Trost spenden. Indem Sie einen Raum schaffen, der von Gelassenheit und Respekt geprägt ist, ermöglichen Sie es den Teilnehmern, ihre spirituelle Dimension zu erforschen und zu pflegen, was in dieser heiklen Zeit zu einem Gefühl des Friedens und der Verbundenheit beitragen kann.

Erleichterung des Abschieds und der Rituale am Lebensende

Die Erleichterung des Abschieds und der Rituale am Lebensende ist eine zutiefst bedeutsame Aufgabe in der Palliativpflege für Patienten am Lebensende. Als Krankenpfleger können Sie eine entscheidende Rolle dabei spielen, Patienten und ihren Angehörigen dabei zu helfen, denkwürdige und bedeutsame Momente zu schaffen, die ihren Lebensweg würdigen und die emotionale Verbindung fördern.

Schaffung eines respektvollen Raumes :
- **Privatsphäre:** Bieten Sie einen privaten Bereich, in dem sich Patienten und ihre Angehörigen ungestört treffen können.
- **Aufnahme von Praktiken:** Respektieren Sie die kulturellen und religiösen Praktiken des Patienten und seiner Familie, indem Sie den Raum entsprechend anpassen.

Erleichterter persönlicher Abschied :
- **Qualitätszeit:** Ermutigen Sie die Angehörigen, Qualitätszeit mit dem Patienten zu verbringen, Erinnerungen zu teilen und ihre Gefühle auszudrücken.

- **Letzte Worte:** Schaffen Sie eine Umgebung, in der sich der Patient von seinen Angehörigen verabschieden und Botschaften der Liebe und Zuneigung austauschen kann.

Unterstützung von Ritualen am Lebensende :

- **Religiöse Rituale:** Erleichtern Sie die Durchführung von Ritualen, die spezifisch für den Glauben des Patienten sind, wie Gebete, Segnungen oder symbolische Praktiken.
- **Erstellen von Ritualen:** Wenn der Patient und seine Familie es wünschen, schlagen Sie individuelle Rituale vor, um den Übergang zu markieren.

Koordination mit den religiösen Führern :

- **Spirituelle Besuche:** Wenn der Patient die Anwesenheit eines religiösen Führers wünscht, koordinieren Sie dessen Besuch, um die Rituale und Gebete zu erleichtern.
- **Aktive Teilnahme:** Ermutigen Sie den Patienten und seine Angehörigen, sich entsprechend ihren Überzeugungen aktiv an den Ritualen zu beteiligen.

Dokumentation und Souvenirs :

- **Fotos und Videos:** Mit der Erlaubnis des Patienten und seiner Familie können Sie besondere Momente dokumentieren, um greifbare Erinnerungen zu schaffen.
- **Tagebuch:** Bieten Sie den Angehörigen die Möglichkeit, ein Tagebuch über die gemeinsamen Momente und den Abschied zu führen.

Emotionale Unterstützung :

- **Einfühlsames Zuhören: Achten** Sie auf die emotionalen Bedürfnisse des Patienten und der Angehörigen in diesen heiklen Momenten.
- **Begleitung:** Bieten Sie bei Bedarf eine mitfühlende Präsenz, indem Sie auf Emotionen und Sorgen eingehen.

Respekt für Zeit und Privatheit :

- **Kontrolle überlassen:** Respektieren Sie   **die** Art und Weise, wie der Patient und seine Familie den Abschied gestalten möchten, und überlassen Sie ihnen die Kontrolle über den Prozess.
- **Persönliche   Zeit:** Erlauben Sie jeder Familie zu entscheiden, wann und wie sie an diesen Momenten am Lebensende teilnehmen möchten.

Die Erleichterung des Abschieds und der Rituale am Lebensende kann wertvolle und bedeutsame Erinnerungen für Patienten und ihre Angehörigen schaffen. Ihre Aufgabe ist es, emotionale und praktische Unterstützung zu bieten und dabei die Überzeugungen und Praktiken aller Beteiligten zu respektieren. Indem Sie diese Momente der Verbindung und des Abschieds fördern, tragen Sie dazu bei, dass die Zeit am Lebensende für alle Beteiligten sanfter und erinnerungswürdiger wird.

Kapitel 9

Teamarbeit in der Palliativmedizin

Zusammenarbeit zwischen Krankenschwestern, Ärzten und anderen Berufsgruppen

Rollen und Verantwortlichkeiten von Krankenschwestern und Krankenpflegern

Das Pflegepersonal spielt eine entscheidende Rolle bei der Bereitstellung einer qualitativ hochwertigen Palliativversorgung für Patienten am Lebensende. Ihr Engagement, ihre klinische Expertise und ihr Mitgefühl tragen dazu bei, eine unterstützende Umgebung zu schaffen, die den körperlichen, emotionalen und spirituellen Bedürfnissen der Patienten und ihrer Familien gerecht wird. Im Folgenden werden die wichtigsten Rollen und Verantwortlichkeiten des Pflegepersonals erläutert:

Vollständige Bewertung :
- **Krankengeschichte:** Sammeln Sie die komplette Krankengeschichte des Patienten, um seinen aktuellen Zustand und seine Krankengeschichte zu verstehen.
- **Symptombeurteilung: Gründliche** Beurteilung der Symptome des Patienten und Anpassung der Behandlungspläne an die Entwicklung seines Zustands.

Persönliche Planung :
- **Pflegeplan:** Erstellen individueller Pflegepläne in Zusammenarbeit mit dem medizinischen Team und den Angehörigen des Patienten.
- **Symptommanagement:** Umsetzung pharmakologischer und nicht-pharmakologischer Ansätze zur Schmerz- und Symptombehandlung.

Emotionale Unterstützung :
- Einfühlsames **Zuhören:** Den Patienten und ihren Familien aufmerksam zuhören und Raum schaffen, damit sie ihre Gefühle und Sorgen ausdrücken können.
- **Spirituelle Unterstützung:** Erkennen Sie die Bedeutung der spirituellen Dimension und bieten Sie eine Unterstützung an, die der Spiritualität des Patienten entspricht.

Sensible Kommunikation :
- **Offener Dialog:** Ermöglichung ehrlicher Diskussionen über das Lebensende, Behandlungsmöglichkeiten und Pflegeziele.

- **Verständliche Informationen:** Einfühlsame Erklärung komplexer medizinischer Informationen auf eine für den Patienten und seine Familie verständliche Weise.

Interdisziplinäre Koordination :

- **Zusammenarbeit:** Arbeiten Sie eng mit Ärzten, Sozialarbeitern, Seelsorgern und anderen Mitgliedern des Pflegeteams zusammen.
- **Teambesprechungen:** Teilnahme an Teambesprechungen zur Besprechung von Pflegeplänen, Änderungen des Zustands des Patienten und der zu verfolgenden Ansätze.

Pflege von Angehörigen :

- **Aufklärung der Familien:** Bereitstellung von Informationen und Aufklärung der Familien über Palliativmedizin, Behandlungen und Optionen.
- **Emotionale Unterstützung:** Unterstützung der Angehörigen bei der Bewältigung der mit dem Lebensende verbundenen Emotionen und beim Verständnis ihrer Rolle in der Pflege.

Pflege dokumentieren :

- **Medizinische** Aufzeichnungen: Führen Sie genaue und vollständige Aufzeichnungen über die geleistete Pflege, einschließlich der Pflegeentscheidungen, die in Zusammenarbeit mit dem Patienten und seiner Familie getroffen wurden.
- **Statusberichte:** Regelmäßige Berichterstattung über den Zustand des Patienten an das medizinische Team und andere Angehörige des Gesundheitswesens.

Selbstfürsorge und Stressmanagement :

- **Selbstfürsorge:** Erkennen Sie die Bedeutung der Selbstfürsorge zur Vorbeugung von Burnout.
- **Stressbewältigung:** Entwicklung von Strategien zur Bewältigung des emotionalen Stresses, der mit der Palliativpflege verbunden ist.

Als Krankenpfleger verkörpern Sie Mitgefühl und Verständnis für die Patienten und ihre Familien in dieser sensiblen Zeit. Ihre Rolle geht über die körperliche Pflege hinaus und umfasst auch emotionale Unterstützung, offene Kommunikation und interdisziplinäre Teamarbeit. Durch die Bereitstellung einer ganzheitlichen Pflege, die die Würde und Wünsche des Patienten respektiert, gestalten Sie das Lebensende so angenehm und sinnvoll wie möglich.

Die Bedeutung der Kommunikation mit Ärzten

Die effektive Kommunikation zwischen Pflegekräften und Ärzten ist ein entscheidender Faktor für eine kohärente, qualitativ hochwertige und patientenzentrierte Pflege. Die enge Zusammenarbeit zwischen diesen beiden Berufsgruppen trägt dazu bei, fundierte Entscheidungen zu treffen, Pflegepläne zu koordinieren und die allgemeine Zufriedenheit der Patienten und ihrer Familien zu steigern. Aus diesem Grund ist die Kommunikation mit den Ärzten in der Palliativmedizin von größter Bedeutung:

Co-Erstellung von Pflegeplänen :

- **Austausch von Informationen :** Das Pflegepersonal liefert wertvolle Informationen über Symptome, Reaktionen des Patienten und Veränderungen des Gesundheitszustands, die den Ärzten helfen, fundierte Behandlungsentscheidungen zu treffen.
- **Ganzheitlicher Ansatz:** Das Pflegepersonal kann Informationen über die emotionalen, psychologischen und spirituellen Bedürfnisse des Patienten liefern und so zu einer umfassenderen Pflegeplanung beitragen.

Echtzeit-Anpassungen :

- **Reaktionen des Patienten :** Das Pflegepersonal beobachtet die Reaktionen des Patienten auf Behandlungen und Medikamente und leitet diese Informationen an die Ärzte weiter, damit diese schnell Anpassungen vornehmen können.
- **Kontinuierliche Beurteilung:** Eine offene Kommunikation ermöglicht es den Ärzten, regelmäßige Aktualisierungen über den Zustand des Patienten zu erhalten, was für die Anpassung der Pflege an die Entwicklung des Zustands von entscheidender Bedeutung ist.

Gemeinsame Entscheidungsfindung :

- **Einbeziehung von Angehörigen:** Das Pflegepersonal kann die Perspektive der Angehörigen des Patienten einbringen, was zu einer gemeinsamen Entscheidungsfindung beiträgt, die sich auf die Wünsche des Patienten konzentriert.
- **Behandlungsmöglichkeiten :** Ärzte und Pflegepersonal können zusammenarbeiten, um die verschiedenen Behandlungsmöglichkeiten unter Berücksichtigung der Vorteile, Risiken und Präferenzen des Patienten zu erörtern.

Verbesserung der Qualität der Pflege :
- **Früherkennung:** Eine proaktive Kommunikation zwischen Krankenpflegern und Ärzten ermöglicht die Früherkennung von Komplikationen oder neu auftretenden Symptomen, wodurch schwerwiegendere Probleme vermieden werden können.
- **Regelmäßige Überwachung:** Ärzte können regelmäßige Berichte vom Pflegepersonal anfordern, um die Reaktion des Patienten auf die Behandlung zu überwachen und die Pläne entsprechend anzupassen.

Emotionale Unterstützung für Ärzte :
- **Emotionale Belastung:** Pflegekräfte können Ärzten emotionale Unterstützung bieten, indem sie ihnen helfen, die Auswirkungen von Entscheidungen am Lebensende auf die Patienten und ihre Familien zu verstehen.
- **Kollaborative Beratung:** Das Pflegepersonal kann sein Fachwissen über Symptommanagement und sensible Kommunikation mit den Ärzten teilen, um ihnen zu helfen, schwierige Themen anzusprechen.

Eine offene und regelmäßige Kommunikation zwischen Pflegepersonal und Ärzten fördert das gegenseitige Verständnis, eine optimale Koordination und eine patientenzentrierte Pflege. Diese Zusammenarbeit verbessert die Qualität der Versorgung von Patienten am Lebensende und schafft ein Umfeld, in dem die medizinischen, emotionalen und spirituellen Bedürfnisse ganzheitlich berücksichtigt werden.

Zusammenarbeit mit Therapeuten, Sozialarbeitern und Anderen

Interdisziplinäre Zusammenarbeit ist das Herzstück einer qualitativ hochwertigen Palliativversorgung. Durch die Zusammenarbeit im Team mit anderen Gesundheitsfachkräften wie Therapeuten, Sozialarbeitern und anderen Mitgliedern des Pflegeteams können Pflegekräfte einen ganzheitlichen Ansatz anbieten, der den komplexen Bedürfnissen von Patienten am Lebensende gerecht wird. Aus folgenden Gründen ist die Zusammenarbeit mit diesen Berufsgruppen von entscheidender Bedeutung

Ganzheitlicher Ansatz für den Patienten :
- **Spezialisiertes Fachwissen:** Therapeuten wie Palliativmediziner, Psychologen und Seelsorger helfen mit

ihrem Fachwissen den Patienten und ihren Familien, die emotionalen, psychologischen und spirituellen Aspekte des Lebensendes zu bewältigen.

- **Soziale Unterstützung:** Sozialarbeiter helfen bei der Identifizierung von Ressourcen und sozialer Unterstützung, die notwendig sind, um die praktischen und emotionalen Bedürfnisse der Patienten und ihrer Familien zu erfüllen.

Kollaborative Entscheidungsfindung :

- **Berücksichtigung von Perspektiven:** Die verschiedenen Gesundheitsberufe bringen einzigartige Perspektiven in die Entscheidungen über die Gesundheitsversorgung ein, indem sie medizinische, psychologische, soziale und spirituelle Aspekte einbeziehen.
- **Pflegeziele:** Die Zusammenarbeit ermöglicht die Festlegung von Pflegezielen, die auf die individuellen Bedürfnisse des Patienten zugeschnitten sind und alle Aspekte seiner Situation berücksichtigen.

Symptommanagement :

- **Multidisziplinärer Ansatz:** Die Behandlung komplexer Symptome kann von einem multidisziplinären Ansatz profitieren, bei dem das Pflegepersonal mit Ärzten und Therapeuten zusammenarbeitet, um die besten Lösungen zu finden.
- **Integrierte Pflegeplanung:** Durch die Zusammenarbeit der Fachleute können integrierte Pflegepläne erstellt werden, die die Schmerzbehandlung, psychologische Symptome und emotionale Bedürfnisse berücksichtigen.

Emotionale Unterstützung :

- **Teamarbeit:** Die Zusammenarbeit mit Therapeuten und Sozialarbeitern ermöglicht eine umfassendere emotionale Unterstützung der Patienten und ihrer Familien, indem verschiedene Fachkenntnisse genutzt werden.
- **Koordinierung der Ressourcen:** Sozialarbeiter helfen bei der Koordinierung der Ressourcen und Dienstleistungen, die erforderlich sind, um die Bedürfnisse in Bezug auf Wohnraum, Finanzen und soziale Unterstützung zu erfüllen.

Kontinuität der Pflege :

- **Sanfte Übergänge:** Die Zusammenarbeit erleichtert die Übergänge zwischen verschiedenen Pflegestufen, wie z.B. den Übergang vom Krankenhaus zur häuslichen Pflege oder zum Hospiz.

- **Koordinierte Betreuung:** Die Fachkräfte arbeiten zusammen, um eine kohärente und regelmäßige Betreuung zu gewährleisten und sicherzustellen, dass die Bedürfnisse des Patienten kontinuierlich bewertet werden.

Durch die Zusammenarbeit mit Therapeuten, Sozialarbeitern und anderen Mitgliedern des Pflegeteams bieten Pflegekräfte einen ganzheitlichen Ansatz, der den komplexen Bedürfnissen von Patienten am Lebensende gerecht wird. Diese Zusammenarbeit stärkt die Qualität der Pflege, verbessert die Symptombehandlung und unterstützt die Patienten und ihre Familien in allen Aspekten ihres Weges am Lebensende.

Die Rolle des Sozialarbeiters und des spirituellen Beraters

Emotionale, psychologische und praktische Unterstützung für Familien

Die Unterstützung der Familien von Palliativpatienten ist ein wesentlicher Bestandteil der pflegerischen Praxis in diesem Bereich. Die Familien sind in dieser schwierigen Zeit mit einer Vielzahl von Emotionen, psychologischen Herausforderungen und praktischen Bedürfnissen konfrontiert. Pflegende spielen eine entscheidende Rolle bei der Bereitstellung von emotionaler, psychologischer und praktischer Unterstützung, um ihnen zu helfen, diesen Weg zu gehen.

Emotionale Unterstützung :
- **Aktives Zuhören:** Hören Sie den Angehörigen aufmerksam zu und ermutigen Sie sie, ihre Gefühle, Ängste und Sorgen zu äußern.
- **Validierung von Emotionen :** Validieren Sie die Emotionen der Familien und erkennen Sie an, dass jede Reaktion in dieser schwierigen Situation legitim ist.
- **Empathie:** Zeigen Sie Empathie, indem Sie sich in die Lage der Betroffenen versetzen, ihren Schmerz verstehen und Ihr Verständnis ausdrücken.

Psychologische Unterstützung :
- **Beratung:** Bieten Sie Beratung und Informationen an, um den Familien zu helfen, zu verstehen, was sie während des Sterbeprozesses erwarten können.

- **Stressbewältigung:** Vermittlung von Stressbewältigungstechniken und Strategien zur Bewältigung der intensiven Emotionen, die mit der Situation verbunden sind.
- **Überweisung an Therapeuten :** Verweisen Sie die Familien an Palliativberater, Psychologen oder psychosoziale Fachkräfte für weitere spezialisierte Unterstützung.

Praktische Unterstützung :

- **Logistische Organisation:** Helfen Sie den Familien, die Pflege zu organisieren, die Besuchszeiten zu koordinieren und die medizinischen Verfahren zu verstehen.
- **Koordination der Ressourcen:** Informieren Sie die Familien über die verfügbaren Ressourcen, wie z.B. häusliche Dienste, soziale Unterstützung und Selbsthilfegruppen.
- **Materielle   Hilfe:** Bieten Sie Beratung zu praktischen Fragen wie Beerdigungsarrangements, rechtliche Dokumente und logistische Vorbereitungen.

Spirituelle Unterstützung :

- **Respekt vor Glauben: Respektieren Sie** die spirituellen und religiösen Überzeugungen der Familien, indem Sie spirituelle Unterstützung anbieten, die auf ihre Bedürfnisse zugeschnitten ist.
- **Ermöglichung von Ritualen:** Wenn die Familie es wünscht, erleichtern Sie die Schaffung von Räumen für Gebet, Meditation oder andere spirituelle Rituale.

Bildung :

- **Verständnis der Symptome: Klären** Sie die Familien über die Symptome auf, die der Patient am Lebensende haben könnte, was Ängste und Unsicherheiten verringern kann.
- **Sterbeprozess:** Erklären Sie die physischen, emotionalen und psychologischen Veränderungen, die während des Sterbeprozesses auftreten können, so dass die Familien besser vorbereitet sind.

Wahrung der Würde :

- **Wahrung der Vertraulichkeit: Stellen Sie** sicher, dass sensible Informationen über den Patienten und seine Familie mit größter Diskretion behandelt werden.
- **Respektvolle Kommunikation: Kommunizieren Sie** mit den Familien auf sensible Weise und berücksichtigen Sie ihre Werte, Vorlieben und ihr Verständnisniveau.

Die emotionale, psychologische und praktische Unterstützung der Familien ist ein wesentlicher Bestandteil des ganzheitlichen Ansatzes der Palliativmedizin. Indem sie mitfühlende Unterstützung anbieten und auf die unterschiedlichen Bedürfnisse der Familien eingehen, tragen die Pflegekräfte dazu bei, eine Umgebung zu schaffen, in der sich der Patient und seine Familie auf ihrem Weg am Lebensende umgeben und unterstützt fühlen.

Integration der spirituellen Dimension in die Palliativmedizin

Die Integration der spirituellen Dimension in die Palliativmedizin ist ein ganzheitlicher Ansatz, der die Bedeutung der Spiritualität für Patienten und ihre Familien am Lebensende anerkennt. Spiritualität kann eine Quelle des Trostes, des Sinns und der Heilung sein, und Pflegende spielen eine entscheidende Rolle dabei, die spirituellen Bedürfnisse der Patienten zu erfüllen und ein Umfeld zu schaffen, das spirituelle Reflexion und Wachstum fördert.

Hören und Erkunden :
- **Offenheit für Diskussionen:** Schaffen Sie einen Raum, in dem sich die Patienten und ihre Familien wohl fühlen, um spirituelle und religiöse Themen anzusprechen.
- **Sensitive Fragen:** Stellen Sie offene Fragen, um die Patienten zu ermutigen, ihre Spiritualität, ihren Glauben und ihre spirituellen Anliegen zu erforschen.

Respekt für Glauben :
- **Vielfalt:** Achten Sie auf die Vielfalt der spirituellen und religiösen Überzeugungen und respektieren Sie die individuellen Überzeugungen.
- **Glauben und Praktiken:** Informieren Sie sich über den spezifischen Glauben und die spirituellen Praktiken des Patienten, um auf seine Bedürfnisse angemessen reagieren zu können.

Spirituelle Unterstützung :
- **Beratung und Unterstützung:** Bieten Sie spirituelle Beratung und Unterstützung entsprechend den Bedürfnissen und Wünschen des Patienten an, ggf. in Zusammenarbeit mit Seelsorgern.
- **Rituale und Gebete:** Ermöglichen Sie die Teilnahme an religiösen Ritualen, Gebeten oder Meditationszeiten, wenn der Patient dies wünscht.

Einen Sinn finden :

- **Reflexion über das Leben:** Ermutigen Sie die Patienten, über den Sinn ihres Lebens nachzudenken, Trost in ihren Überzeugungen zu finden und Frieden mit ihren spirituellen Werten zu schließen.
- **Akzeptanz:** Helfen Sie den Patienten, einen Raum zu finden, in dem sie das Lebensende durch eine spirituelle Perspektive akzeptieren können, die ein Gefühl der Gelassenheit vermitteln kann.

Familiäre Unterstützung :

- **Familie und Spiritualität:** Bieten Sie der Familie des Patienten am Lebensende spirituelle Unterstützung an und erkennen Sie an, dass Spiritualität auch für sie wichtig sein kann.
- **Spirituelle Treffen:** Organisieren Sie Familientreffen oder Gebetszeiten, wenn die Familie dies wünscht, um die spirituelle Verbindung zu fördern.

Erleichterung der Heilung :

- **Innere Heilung:** Helfen Sie den Patienten, Wege zur Heilung auf der spirituellen Ebene zu finden, indem sie sich mit sich selbst, anderen und ihren Überzeugungen versöhnen.
- **Kreativer** Ausdruck**:** Ermutigen Sie die Patienten, kreative Ausdrucksformen wie Schreiben, Kunst oder Musik zu nutzen, um ihre Gefühle und ihre Spiritualität zu erforschen.

Die Einbeziehung der spirituellen Dimension in die Palliativversorgung bietet einen umfassenden Ansatz, der die Spiritualität der Patienten und ihrer Familien anerkennt und respektiert. Durch einen sensiblen Umgang mit diesen Fragen und die Bereitstellung entsprechender Unterstützung helfen Pflegekräfte, eine tiefere, bedeutsamere Erfahrung am Lebensende zu schaffen, die sich an den persönlichen Überzeugungen und Werten des Patienten orientiert.

Koordination von Ressourcen und externer Hilfe
Die Koordination von Ressourcen und externer Hilfe ist ein wesentlicher Aspekt der Rolle des Pflegepersonals, um sicherzustellen, dass die Patienten und ihre Familien in dieser schwierigen Zeit die notwendige Unterstützung erhalten. Durch die enge Zusammenarbeit mit anderen Fachkräften des Gesundheitswesens, der Sozialdienste und unterstützender

Organisationen stellen die Pflegekräfte sicher, dass die Patienten Zugang zu einer umfassenden Palette von Ressourcen haben, um ihren unterschiedlichen Bedürfnissen gerecht zu werden.

Bedarfsermittlung :
- **Bedürfnisse ermitteln:** Sprechen Sie mit den Patienten und ihren Familien, um ihre spezifischen Bedürfnisse in Bezug auf praktische, emotionale, finanzielle und spirituelle Unterstützung zu ermitteln.
- **Bewerten Sie die verfügbaren Ressourcen: Ermitteln** Sie die in der Gemeinde vorhandenen Ressourcen, wie z.B. häusliche Pflegeprogramme, Selbsthilfegruppen und Beratungsdienste.

Koordinierung der Dienste :
- **Referenzen:** Überweisen Sie die Patienten je nach ihren Bedürfnissen an bestimmte Dienste, wie Therapeuten, Sozialarbeiter, Seelsorger und Selbsthilfegruppen.
- **Verbindung mit dem medizinischen Dienst:** Koordinieren Sie die Versorgung mit Ärzten, Fachärzten und anderen medizinischen Fachkräften, die an der Betreuung des Patienten beteiligt sind.

Psychosoziale Unterstützung :
- **Emotionale Hilfe:** Überweisen Sie Patienten und Familien an Palliativberater, Psychologen oder Sozialarbeiter für eine spezialisierte emotionale Unterstützung.
- **Selbsthilfegruppen:** Informieren Sie Patienten und Familien über lokale Selbsthilfegruppen, wo sie sich mit anderen Menschen, die ähnliche Situationen durchmachen, verbinden können.

Materielle Unterstützung :
- **Finanzielle Unterstützung:** Ermitteln Sie die verfügbaren finanziellen Ressourcen, um Patienten und Familien zu helfen, die medizinischen Kosten und materiellen Bedürfnisse zu decken.
- **Heimhilfe:** Organisieren Sie den Zugang zu Heimhilfen, um die Patienten bei ihren täglichen Aktivitäten zu unterstützen.

Koordination der häuslichen Pflege :
- **Häusliche Palliativdienste: Arbeiten Sie** mit häuslichen Pflegediensten zusammen, um sicherzustellen, dass die Patienten eine qualitativ hochwertige Pflege in ihrem eigenen Zuhause erhalten.

- **Schulung der pflegenden Angehörigen :** Bieten Sie Familienmitgliedern und pflegenden Angehörigen Schulungen an, wie sie die Grundpflege zu Hause leisten können.

Erleichterter Zugang zu Ressourcen :

- **Logistische Organisation:** Helfen Sie den Patienten und ihren Familien bei der Organisation von Arztterminen, Hausbesuchen und anderen logistischen Aspekten der Pflege.
- **Kontinuierliche Betreuung:** Stellen Sie sicher, dass Patienten und Familien in der Lage sind, jederzeit Zugang zu den Dienstleistungen und Ressourcen zu haben, die sie benötigen.

Durch die Koordinierung von Ressourcen und die Erleichterung des Zugangs zu externer Hilfe tragen die Pflegekräfte dazu bei, die Belastung der Patienten und ihrer Familien in dieser schwierigen Zeit zu verringern. Durch die Bereitstellung gut koordinierter praktischer, emotionaler und sozialer Unterstützung stellen die Pflegekräfte sicher, dass sich die Patienten am Lebensende auf ihr Wohlbefinden und ihre Lebensqualität konzentrieren können.

Die Bedeutung der Koordination für eine optimale Gesundheitsversorgung

Interdisziplinäre Planung und Kommunikation
Interdisziplinäre Planung und Kommunikation sind Schlüsselelemente einer qualitativ hochwertigen Palliativversorgung. Pflegende arbeiten eng mit anderen Gesundheitsfachkräften zusammen, um umfassende und koordinierte Versorgungspläne zu entwickeln, die den komplexen Bedürfnissen von Patienten am Lebensende gerecht werden. Dieser interdisziplinäre Ansatz gewährleistet eine ganzheitliche und kohärente Pflege, die darauf abzielt, die Lebensqualität des Patienten zu optimieren.

Pflegeplanung :

- **Teamsitzungen:** Nehmen Sie an interdisziplinären Teamsitzungen teil, um die Bedürfnisse des Patienten zu besprechen, Informationen auszutauschen und Pläne für eine integrierte Versorgung zu entwickeln.

- **Zusammenarbeit mit Fachleuten :** Beraten Sie sich mit Ärzten, Therapeuten, Sozialarbeitern und anderen Fachleuten und arbeiten Sie mit ihnen zusammen, um einen umfassenden Pflegeplan zu erstellen.

Transparente Kommunikation :

- **Austausch von Informationen : Tauschen** Sie relevante Informationen über den Zustand des Patienten, die Symptome, die Pflegeziele und die Präferenzen mit anderen Teammitgliedern aus.
- **Austausch von Fachwissen:** Nutzen Sie das einzigartige Fachwissen jedes Fachmanns, um zu fundierten Entscheidungen und zur Planung der Pflege beizutragen.

Zusammenarbeit bei den Symptomen :

- **Symptommanagement: Arbeiten** Sie mit Ärzten und Spezialisten zusammen, um Pläne für das Symptommanagement zu entwickeln, wobei Sie pharmakologische und nicht-pharmakologische Ansätze kombinieren können.
- **Echtzeit-Anpassungen:** Kommunizieren Sie regelmäßig, um die Behandlungspläne an den sich ändernden Zustand des Patienten anzupassen.

Pflegeziele :

- **Koordination der Ziele : Stellen Sie** sicher, dass die Pflegeziele zwischen den Teammitgliedern abgestimmt sind, wobei die Wünsche und Werte des Patienten berücksichtigt werden.
- **Erstellen von Plänen:** Integrieren Sie die Perspektiven der einzelnen Fachleute bei der Erstellung individueller Pflegepläne, die den vielfältigen Bedürfnissen des Patienten gerecht werden.

Antizipation von Bedürfnissen :

- **Kurz- und langfristige Vorbereitung:** Arbeiten Sie mit den Teammitgliedern zusammen, um die zukünftigen Bedürfnisse des Patienten und seiner Familie zu antizipieren und Pläne zu entwickeln, um diese Bedürfnisse zu erfüllen.
- **Überleitungsplanung:** Koordinieren Sie die Überleitung zwischen verschiedenen Pflegeebenen, wie Krankenhaus, häusliche Pflege oder Hospiz.

Kontinuität der Pflege :

- **Harmonische Übergänge:** Sorgen Sie dafür, dass Informationen über Behandlungspläne und Ziele bei Übergängen zwischen Gesundheitsfachkräften reibungslos weitergegeben werden.
- **Regelmäßige Überwachung:** Gewährleisten Sie eine kontinuierliche Überwachung, indem Sie regelmäßig mit den anderen Teammitgliedern kommunizieren, um den Fortschritt zu bewerten und gegebenenfalls Anpassungen vorzunehmen.

Interdisziplinäre Planung und Kommunikation sind wesentliche Säulen für eine effektive und kohärente Palliativversorgung. Durch die Zusammenarbeit im Team mit anderen Gesundheitsfachkräften stellen Pflegekräfte sicher, dass jeder Patient einen umfassenden, persönlichen und ganzheitlichen Pflegeplan erhält, der seinen individuellen Bedürfnissen und Vorlieben gerecht wird.

Regelmäßige Überwachung des Fortschritts und der Bedürfnisse des Patienten

Die regelmäßige Überwachung der Fortschritte des Patienten und seiner Bedürfnisse während des gesamten Verlaufs der Palliativmedizin ist eine entscheidende Praxis, um eine qualitativ hochwertige und angemessene Versorgung zu gewährleisten. Das Pflegepersonal spielt eine entscheidende Rolle, indem es den Zustand des Patienten sorgfältig überwacht, die Pflegepläne entsprechend anpasst und auf die sich ändernden Bedürfnisse während dieser schwierigen Zeit reagiert.

Fortlaufende Bewertung :

- **Regelmäßige Beurteilung:** Führen Sie regelmäßige Beurteilungen des physischen, emotionalen und psychologischen Zustands des Patienten durch, um Veränderungen und aufkommende Bedürfnisse zu erkennen.
- **Symptome und Komfort: Überwachen** Sie genau die Symptome des Patienten, wie Schmerzen, Atemnot und Übelkeit, und passen Sie die Behandlungspläne entsprechend der Entwicklung an.

Kommunikation mit dem Team :

- **Übertragung von Informationen :** Teilen Sie Beobachtungen und Aktualisierungen mit anderen

Mitgliedern des interdisziplinären Teams, um eine koordinierte Vorgehensweise zu gewährleisten.

- **Zusammenarbeit in der Pflege:** Arbeiten Sie eng mit Ärzten, Therapeuten und anderen Fachleuten zusammen, um die Pflegepläne und Ziele an die sich ändernden Bedürfnisse anzupassen.

Fundierte Entscheidungsfindung :

- **Informieren Sie die Entscheidungsträger:** Versorgen Sie den Patienten und seine Familie mit aktuellen Informationen über den Zustand des Patienten, um ihnen zu helfen, fundierte Entscheidungen zu treffen.

- **Optionen für die Behandlung :** Diskutieren Sie die möglichen Behandlungsoptionen in Abhängigkeit von der Entwicklung der medizinischen Situation und den Präferenzen des Patienten.

Kurzfristige Pflegeplanung :

- **Schnelle Anpassungen:** Seien Sie bereit, die Pflegepläne sofort anzupassen, um dringende Bedürfnisse oder neue Situationen zu berücksichtigen.

- **Symptommanagement:** Reagieren Sie schnell auf neu auftretende Symptome durch Anpassung von Medikamenten, Therapien und nicht-pharmakologischen Ansätzen.

Kommunikation mit dem Patienten und der Familie :

- **Regelmäßige Berichte:** Halten Sie den Patienten und seine Familie über die Entwicklung des Zustands und die Pflegepläne auf dem Laufenden und helfen Sie ihnen, Veränderungen zu verstehen.

- **Beantwortung von Fragen: Beantworten** Sie die Fragen und Bedenken des Patienten und seiner Familie, indem Sie klare und angemessene Informationen bereitstellen.

Antizipation zukünftiger Bedürfnisse :

- **Entwicklungen vorhersehen:** Betrachten Sie den zukünftigen Bedarf auf der Grundlage des Zustands des Patienten und der beobachteten Trends und bereiten Sie sich darauf vor, die Pläne entsprechend anzupassen.

- **Zusammenarbeit in der Prognose: Arbeiten** Sie mit den Teammitgliedern zusammen, um potenzielle Bedürfnisse zu antizipieren und langfristige Unterstützungspläne zu entwickeln.

Die regelmäßige Überwachung der Fortschritte des Patienten und seiner Bedürfnisse stellt sicher, dass die Palliativversorgung angemessen bleibt und auf Veränderungen in der Endphase des Lebens reagiert. Das Pflegepersonal spielt eine entscheidende Rolle bei der sorgfältigen Überwachung des Zustands des Patienten, der effektiven Kommunikation mit dem interdisziplinären Team und der kontinuierlichen Koordination, um sicherzustellen, dass der Patient in jeder Phase seines Weges die am besten geeignete Versorgung erhält.

Verwaltung von Pflegeübergängen zur Gewährleistung der Kontinuität

Das Management von Pflegeübergängen ist eine entscheidende Komponente der Palliativversorgung, da Patienten auf ihrem Weg durch die Versorgung verschiedene Versorgungsstufen und -orte durchlaufen können. Das Pflegepersonal spielt eine entscheidende Rolle bei der Planung und Koordination von Übergängen, um eine effektive Kontinuität der Versorgung zu gewährleisten und Störungen für die Patienten und ihre Familien zu minimieren.

Frühzeitige Planung :

- **Frühzeitige Diskussion:** Beginnen Sie so früh wie möglich damit, mit dem Patienten und seiner Familie mögliche Übergänge zu besprechen, indem Sie die verschiedenen Versorgungsmöglichkeiten und die Vorteile jedes Übergangs erläutern.
- **Antizipation von Bedürfnissen: Antizipieren** Sie die zukünftigen Bedürfnisse des Patienten in Bezug auf Pflege und Umgebung, um entsprechend planen zu können.

Kommunikation Claire :

- **Umfassende Informationen:** Stellen Sie umfassende Informationen über die Übergänge bereit, einschließlich der Gründe für den Übergang, der Vorteile, der Auswirkungen und der erwarteten Veränderungen.
- **Fragen beantworten:** Seien Sie bereit, auf Fragen des Patienten und der Familie bezüglich der Umstellung zu antworten, indem Sie klare und beruhigende Antworten geben.

Koordinierung der Pflege :

- **Sanfte Überweisung: Arbeiten Sie** eng mit dem Gesundheitspersonal in den Pflegeeinrichtungen zusammen, an die der Patient überwiesen wird, und stellen Sie sicher, dass Informationen und Pflegepläne auf transparente Weise ausgetauscht werden.

- **Verbindung zum Team:** Kommunizieren Sie mit dem interdisziplinären Team, um sicherzustellen, dass alle Aspekte der Versorgung des Patienten während der Umstellung berücksichtigt werden.

Vorbereitung des Patienten und der Familie :

- **Bildung:** Stellen Sie Informationen über die bevorstehende Pflege, neue Pflegeteams und die am neuen Zielort verfügbaren Dienste bereit.
- **Realistische Erwartungen :** Helfen Sie dem Patienten und seiner Familie, realistische Erwartungen an die neue Pflegesituation zu haben und sich emotional darauf vorzubereiten.

Kontinuität der Pflegeziele :

- **Übertragung der Ziele :** Stellen Sie sicher, dass die zuvor definierten Pflegeziele während der Umstellung beibehalten und angepasst werden.
- **Langfristige Planung: Arbeiten** Sie mit dem Team zusammen, um einen langfristigen Pflegeplan zu erstellen, der mögliche zukünftige Übergänge berücksichtigt.

Follow-up nach dem Übergang :

- **Überprüfung des Übergangs: Stellen Sie** sicher, dass der Übergang reibungslos verläuft und der Patient angemessen begrüßt und betreut wird.
- **Regelmäßige Überwachung: Setzen Sie** die Überwachung des Zustands des Patienten fort und passen Sie die Pflegepläne je nach Bedarf an, auch nach der Umstellung.

Das erfolgreiche Management von Pflegeübergängen ist von entscheidender Bedeutung, um die Kontinuität einer qualitativ hochwertigen Palliativversorgung zu gewährleisten und Störungen für die Patienten und ihre Familien zu minimieren. Durch die effektive Planung, Kommunikation und Koordination von Übergängen stellt das Pflegepersonal sicher, dass Patienten weiterhin eine einheitliche und angemessene Versorgung erhalten, egal wo sie sich auf ihrem Weg am Lebensende befinden.

Kapitel 10

Selbstfürsorge für Krankenschwestern und Krankenpfleger

Management von Stress und beruflicher Erschöpfung

Erkennen Sie die Anzeichen von Stress und Burn-out

Die Rolle des Krankenpflegers ist sowohl befriedigend als auch anspruchsvoll. Die Arbeit mit Patienten am Lebensende und ihren Familien kann emotional und körperlich anstrengend sein. Es ist entscheidend, dass Pflegekräfte die Anzeichen von Stress und Burn-out erkennen, um Maßnahmen zur Erhaltung ihres geistigen, emotionalen und körperlichen Wohlbefindens zu ergreifen.

Anzeichen von Stress :
- **Anhaltende Müdigkeit :** Wenn Sie sich ständig erschöpft fühlen, auch wenn Sie sich ausreichend ausgeruht haben, kann dies ein Zeichen von Stress sein.
- **Erhöhte Reizbarkeit:** Ein Absinken Ihrer Toleranzschwelle und eine erhöhte Reizbarkeit können Indikatoren für Stress sein.
- **Konzentrationsschwierigkeiten:** Wenn Sie Schwierigkeiten haben, sich auf Ihre Aufgaben zu konzentrieren oder Entscheidungen zu treffen, kann dies eine Folge von Stress sein.
- **Schlaflosigkeit oder gestörter Schlaf:** Häufige Schlafprobleme wie Schlaflosigkeit oder häufiges Aufwachen können mit Stress in Verbindung stehen.

Anzeichen für Burn-out :
- **Emotionale Entfremdung:** Wenn Sie sich emotional erschöpft und von Ihren Patienten und Ihrer Arbeit entfremdet fühlen, kann dies auf Burn-out hindeuten.
- **Zynismus und Entmenschlichung:** Zynismus gegenüber Patienten oder Kollegen und die Entmenschlichung von Patienten sind klassische Anzeichen für Burnout.
- **Verminderte Arbeitszufriedenheit:** Wenn Sie Ihr Gefühl der Zufriedenheit und Erfüllung bei der Arbeit verlieren, kann dies ein Anzeichen für Burnout sein.
- **Verminderte Energie:** Wenn Sie selbst einfache Aufgaben als überwältigend und anstrengend empfinden, kann dies mit Burn-out zusammenhängen.

Körperliche Symptome :
- **Häufige Kopfschmerzen** : Häufige Kopfschmerzen und Körperschmerzen können körperliche Manifestationen von Stress und Burn-out sein.
- **Verdauungsprobleme** : Magen-Darm-Beschwerden, wie Magenschmerzen und Verdauungsprobleme, können durch Stress verschlimmert werden.
- **Schwaches Immunsystem:** Chronischer Stress kann Ihr Immunsystem schwächen und Sie anfälliger für Infektionen machen.

Verhaltensänderungen :
- **Sozialer Rückzug:** Wenn Sie soziale Interaktionen vermeiden und sich lieber zurückziehen, kann dies ein Zeichen von Stress sein.
- **Verwendung von negativen Anpassungsmechanismen** : Der übermäßige Gebrauch von Alkohol, Tabak oder anderen Substanzen zur Stressbewältigung ist eine Warnung.
- **Akute Prokrastination:** Wenn Sie Schwierigkeiten haben, Ihre beruflichen und persönlichen Aufgaben zu erledigen, kann dies eine Folge von Stress sein.

Es ist wichtig, diese Anzeichen zu erkennen, sobald sie auftreten, und Maßnahmen zu ergreifen, um Stress und Burnout vorzubeugen. Die Pflege Ihres emotionalen und körperlichen Wohlbefindens ist entscheidend, damit Sie weiterhin eine qualitativ hochwertige Versorgung von Palliativpatienten gewährleisten können. Zögern Sie nicht, professionelle Unterstützung in Anspruch zu nehmen, Selbsthilfestrategien zu entwickeln und nach Ressourcen zu suchen, um Stress zu bewältigen und Ihr Gleichgewicht zu erhalten.

Techniken zur Bewältigung des täglichen Stresses
Stressmanagement ist für die Aufrechterhaltung Ihres Wohlbefindens als Krankenpfleger von entscheidender Bedeutung. Hier sind einige praktische Techniken, die Sie in Ihre tägliche Routine integrieren können, um Stress zu reduzieren und Ihre geistige und emotionale Gesundheit zu fördern.
1. Praxis der Achtsamkeit :
Achtsamkeit bedeutet, sich voll und ganz auf den gegenwärtigen Moment zu konzentrieren, indem Sie auf Ihre Empfindungen, Gedanken und Emotionen achten, ohne sie zu bewerten. Dies

kann Ihnen helfen, Stress zu reduzieren, indem es Ihnen hilft, in schwierigen Situationen ruhig und zentriert zu bleiben.

2. Tiefenatmung und Entspannung :
Nehmen Sie sich jeden Tag einen Moment Zeit, um tiefe Atem- und Entspannungsübungen zu praktizieren. Diese Techniken können Ihnen helfen, körperliche und geistige Anspannung zu reduzieren und Ihnen einen Moment der Ruhe zu schenken.

3. Regelmäßige körperliche Betätigung :
Körperliche Betätigung ist ein hervorragendes Mittel zum Stressabbau, da sie Endorphine freisetzt, chemische Substanzen, die die Stimmung verbessern. Finden Sie eine körperliche Aktivität, die Ihnen Spaß macht und versuchen Sie, sie regelmäßig in Ihren Tagesablauf einzubauen.

4. Gleichgewicht zwischen Arbeit und Privatleben :
Es ist wichtig, klare Grenzen zwischen Arbeit und Privatleben zu ziehen. Gönnen Sie sich Zeit für Ihre Hobbys, Ihre Lieblingsbeschäftigungen und Ihre Familie, um Ihre Batterien aufzuladen und arbeitsbedingten Stress zu reduzieren.

5. Entspannungspraktiken :
Erforschen Sie verschiedene Entspannungspraktiken wie Yoga, Meditation und Stretching. Diese Aktivitäten können helfen, die Muskelspannung zu reduzieren und den Geist zu beruhigen.

6. Zeit für Sie :
Gönnen Sie sich regelmäßig Zeit, um sich zu entspannen und neue Energie zu tanken. Lesen, Musik hören, Zeit in der Natur verbringen oder sich einfach nur ausruhen kann helfen, Stress abzubauen.

7. Soziale Unterstützung :
Pflegen Sie positive soziale Beziehungen zu Kollegen, Freunden und Familie. Der Austausch von Erfahrungen und Gefühlen kann dazu beitragen, die Stressbelastung zu verringern.

8. Zeitmanagement :
Organisieren Sie Ihre Zeit effektiv, indem Sie Aufgabenlisten erstellen und wichtige Aktivitäten priorisieren. Dies kann den Stress reduzieren, der mit der Überlastung und der Verwaltung von mehreren Verantwortlichkeiten verbunden ist.

9. Kreative Praktiken :
Beschäftigen Sie sich mit kreativen Aktivitäten wie Malen, Schreiben, Musik oder Kunsthandwerk. Diese Aktivitäten können wie eine beruhigende Flucht wirken.

10. Suche nach beruflicher Unterstützung :
Wenn der Stress übermächtig wird, sollten Sie die Konsultation einer psychologischen Fachkraft oder die Teilnahme an

Selbsthilfegruppen in Erwägung ziehen. Es kann einen großen Unterschied machen, über Ihre Herausforderungen zu sprechen und sich beraten zu lassen.

11. Schlafhygiene :
Achten Sie auf eine angemessene Schlafhygiene, indem Sie eine regelmäßige Schlafroutine einhalten und eine Umgebung schaffen, in der Sie sich gut erholen können.

Indem Sie diese Techniken zur Stressbewältigung in Ihren Alltag integrieren, können Sie Ihre emotionale Widerstandsfähigkeit und Ihre Fähigkeit, die Herausforderungen der Palliativmedizin zu bewältigen, stärken. Die Aufrechterhaltung Ihres eigenen Wohlbefindens wird Sie in die Lage versetzen, weiterhin eine fürsorgliche und qualitativ hochwertige Pflege für Patienten und ihre Familien zu leisten.

Die Bedeutung des Gleichgewichts zwischen Arbeit und persönlichem Leben
Das Gleichgewicht zwischen Arbeit und Privatleben ist für Krankenpfleger von entscheidender Bedeutung. Es handelt sich um eine lebenswichtige Praxis, die dazu beiträgt, die geistige, emotionale und körperliche Gesundheit der Pflegekräfte zu erhalten und gleichzeitig eine qualitativ hochwertige Pflege zu gewährleisten. Aus diesem Grund ist die Work-Life-Balance im Kontext der Palliativpflege so wichtig:

1. Prävention von Burn-out :
Eine ausgewogene Work-Life-Balance hilft, Burn-out vorzubeugen, der entstehen kann, wenn der berufliche Stress Ihre Ressourcen übersteigt, um ihn zu bewältigen. Die Arbeit in der Palliativmedizin ist emotional anspruchsvoll, und regelmäßige Pausen helfen Ihnen, Ihre Energien wieder aufzuladen.

2. Aufrechterhaltung der Qualität der Pflege :
Wenn Sie sich um sich selbst kümmern, sind Sie in einer besseren Verfassung, um sich um andere zu kümmern. Ein gesundes Gleichgewicht ermöglicht es Ihnen, eine hochwertige und fürsorgliche Pflege zu leisten, da Sie aufmerksamer, konzentrierter und emotional präsenter sind.

3. Stärkung der Widerstandsfähigkeit :
Ein gesundes Gleichgewicht hilft Ihnen, Ihre emotionale Resilienz zu stärken, d.h. Ihre Fähigkeit, mit Herausforderungen und Stress umzugehen, ohne sich zu erschöpfen. Sie werden besser

darauf vorbereitet sein, mit den schwierigen Situationen umzugehen, die in der Palliativmedizin naturgemäß auftreten.

4. Wahrung der persönlichen Beziehungen :
Eine ausgewogene Work-Life-Balance ermöglicht es Ihnen, Zeit für Ihre persönlichen Beziehungen und Ihre Familie zu haben. Diese sozialen Verbindungen bieten wichtige emotionale Unterstützung und tragen dazu bei, Ihr Wohlbefinden zu erhalten.

5. Vorbeugung von emotionaler Erschöpfung :
Wenn Sie sich beruflich überinvestieren und Ihr Privatleben vernachlässigen, laufen Sie Gefahr, emotional auszubrennen. Sich Zeit für sich selbst zu nehmen, hilft Ihnen, Ihr emotionales Gleichgewicht zu erhalten.

6. Steigerung der Produktivität :
Ein gesundes Gleichgewicht fördert ein besseres Zeitmanagement und eine höhere Effizienz bei Ihrer Arbeit. Sie sind produktiver, wenn Sie gut ausgeruht sind und regelmäßige Pausen machen.

7. Stressabbau :
Ein ausgewogenes Verhältnis zwischen Arbeit und Privatleben reduziert den Stresspegel, was sich positiv auf Ihre allgemeine Gesundheit und Ihre Fähigkeit, mit den Herausforderungen der Arbeit umzugehen, auswirkt.

8. Selbstversorgung und Wohlbefinden :
Sich um sich selbst zu kümmern ist ein Akt des Selbstmitgefühls. Indem Sie Ihrem körperlichen, emotionalen und geistigen Wohlbefinden Aufmerksamkeit schenken, schaffen Sie ein Umfeld, das Ihrer eigenen Gesundheit und Ihrem Glück förderlich ist.

Ein ausgewogenes Verhältnis zwischen Arbeit und Privatleben ist nicht nur für Sie als Krankenpfleger von Vorteil, sondern trägt auch zur Qualität der Pflege bei, die Sie anbieten. Indem Sie in Ihr eigenes Wohlbefinden investieren, schaffen Sie einen positiven Kreislauf, in dem sich Ihre geistige und emotionale Gesundheit in Ihren Interaktionen mit den Patienten und deren Familien widerspiegelt und so eine positivere Pflegeerfahrung für alle fördert.

Techniken der Selbstfürsorge zur Erhaltung der geistigen Gesundheit

Entspannungs- und Achtsamkeitspraktiken
Entspannungs- und Achtsamkeitspraktiken sind mächtige Werkzeuge für Pflegekräfte, da sie helfen können, Stress zu reduzieren, die emotionale Widerstandsfähigkeit zu fördern und ein psychologisches Gleichgewicht zu erhalten. Wenn Sie diese Praktiken in Ihre tägliche Routine integrieren, kann dies dazu beitragen, Ihr allgemeines Wohlbefinden und Ihre Fähigkeit, eine qualitativ hochwertige Pflege zu leisten, zu verbessern. Hier sind einige Praktiken, die Sie in Betracht ziehen könnten:

1. Achtsame Meditation :
Achtsamkeitsmeditation bedeutet, dass Sie Ihre Aufmerksamkeit bewusst auf den gegenwärtigen Moment richten, ohne zu urteilen. Sie können sich bequem hinsetzen, die Augen schließen und sich auf Ihre Atmung konzentrieren, die Gedanken vorbeiziehen lassen, ohne sich an sie zu klammern.

2. Yoga :
Yoga kombiniert sanfte körperliche Bewegungen mit einer konzentrierten Aufmerksamkeit auf die Atmung. Es kann die Flexibilität verbessern, die Muskelspannung reduzieren und einen Zustand der inneren Ruhe fördern.

3. Atemübungen :
Führen Sie regelmäßig tiefe Atemübungen durch. Machen Sie langsame, tiefe Atemzüge, indem Sie durch die Nase einatmen und durch den Mund ausatmen. Dies kann helfen, das Nervensystem zu beruhigen und Stress abzubauen.

4. Wandern in Achtsamkeit :
Konzentrieren Sie sich beim Gehen auf das Gefühl, wenn Ihre Füße den Boden berühren, auf die Bewegung Ihres Körpers und die Umgebung, die Sie umgibt. Achtsames Gehen kann beruhigend wirken und Ihnen helfen, sich wieder mit dem gegenwärtigen Moment zu verbinden.

5. Journaling :
Nehmen Sie sich jeden Tag ein paar Minuten Zeit, um in ein Tagebuch zu schreiben. Dies kann Reflexionen über Ihre Gefühle, Erfahrungen und Gedanken beinhalten. Journaling kann eine **Methode zur emotionalen Befreiung** sein.

6. Kreative Praktiken :
Beschäftigen Sie sich mit kreativen Aktivitäten wie Malen, Schreiben, Musizieren oder Zeichnen. Diese Aktivitäten helfen Ihnen, Ihre Gefühle zu kanalisieren und bieten Ihnen einen Raum, in dem Sie sich ausdrücken können.

7. Bewusstes Musikhören :
Setzen Sie sich bequem hin und hören Sie Musik, indem Sie sich nur auf die Klänge konzentrieren. Lassen Sie die Musik auf sich wirken, ohne sich von anderen Gedanken ablenken zu lassen.

8. Geführte Tour :
Verwenden Sie geführte Visualisierungsaufnahmen, um sich gedanklich in friedliche und entspannende Umgebungen zu versetzen. Dies kann helfen, Ihren Geist zu beruhigen und Stress abzubauen.

9. Stille Zeit :
Schaffen Sie stille Momente in Ihrem Tag, in denen Sie sich erlauben, einfach präsent und aufmerksam zu sein, ohne Ablenkungen oder Sorgen.

10. Pausenzeiten :
Legen Sie den ganzen Tag über kurze Pausen ein, um sich auf Ihre Atmung zu konzentrieren und sich zu entspannen, selbst wenn es nur für ein paar Minuten ist.

Durch das Experimentieren mit verschiedenen Entspannungs- und Achtsamkeitspraktiken können Sie herausfinden, welche davon für Sie am besten funktionieren. Wenn Sie diese regelmäßig in Ihre Routine integrieren, können Sie Ihre emotionale Widerstandsfähigkeit stärken, Stress reduzieren und einen Zustand des Wohlbefindens aufrechterhalten, der Ihnen hilft, Palliativpatienten optimal zu betreuen.

Aufrechterhaltung gesunder persönlicher Beziehungen
Die Aufrechterhaltung gesunder persönlicher Beziehungen ist für Krankenschwestern und Krankenpfleger von größter Bedeutung. Die emotionalen Herausforderungen und die anspruchsvolle Natur Ihrer Arbeit unterstreichen die Notwendigkeit, starke Beziehungen zu Ihren Angehörigen zu pflegen. Diese Beziehungen können als wertvolle Ressource dienen, die Sie während Ihrer gesamten beruflichen Laufbahn unterstützt. Hier sind einige Tipps für die Aufrechterhaltung gesunder persönlicher Beziehungen:

1. Offene Kommunikation :
Praktizieren Sie eine offene und ehrliche Kommunikation mit Ihren Angehörigen. Teilen Sie Ihre Erfahrungen am Arbeitsplatz, Ihre Gefühle und Bedürfnisse mit. Dies kann das gegenseitige Verständnis und die Unterstützung fördern.

2. Qualitätszeit :
Gönnen Sie sich Qualitätszeit für Ihre Lieben. Vermeiden Sie es, sich so sehr von den Anforderungen der Arbeit treiben zu lassen, dass Sie die wertvollen Momente mit Ihrer Familie und Ihren Freunden vernachlässigen.

3. Setzen Sie Grenzen:
Ziehen Sie klare Grenzen zwischen Ihrem Berufs- und Privatleben. Lernen Sie, nein zu sagen, wenn Sie Zeit für sich selbst oder für Ihre Lieben brauchen.

4. Aktives Zuhören :
Wenn Sie Zeit mit Ihren Lieben verbringen, üben Sie sich im aktiven Zuhören. Schenken Sie ihnen Ihre volle Aufmerksamkeit und zeigen Sie Ihr Interesse an dem, was sie zu sagen haben.

5. Gleichgewicht zwischen den Verantwortlichkeiten :
Finden Sie ein Gleichgewicht zwischen Ihren Pflichten am Arbeitsplatz und Ihren familiären und sozialen Pflichten. Ermitteln Sie die Zeiten, in denen Sie voll und ganz für Ihre Lieben da sein können.

6. Teilen von Freuden :
Teilen Sie nicht nur die Herausforderungen Ihrer Arbeit, sondern auch die positiven Momente und Erfolge mit anderen. Feiern Sie Ihre Erfolge mit Ihren Lieben.

7. Gegenseitige Unterstützung :
Fördern Sie ein Umfeld der gegenseitigen Unterstützung. Ihre Angehörigen können Ihnen Trost und Ermutigung spenden, **wenn Sie über Ihre Arbeit sprechen müssen.**

8. Respektieren Sie die Bedürfnisse jedes Einzelnen:
Verstehen Sie, dass jede Person unterschiedliche Bedürfnisse und Erwartungen in Bezug auf Zeit, Raum und Aufmerksamkeit hat. Respektieren Sie diese Unterschiede und passen Sie sich entsprechend an.

9. Integration von Angehörigen in Ihre Erfahrung :
Wenn möglich, teilen Sie Teile Ihrer Berufserfahrung mit Ihren Angehörigen. Dies kann ihnen helfen, Ihre Rolle besser zu verstehen und Ihnen angemessene Unterstützung zu bieten.

10. Priorisieren Sie die Qualitätszeit :
Anstatt die Zeit, die Sie mit Ihren Lieben verbringen, zu quantifizieren, sollten Sie sich auf die Qualität dieser Zeit

konzentrieren. Selbst kurze Momente von bedeutungsvoller Verbindung können Ihre Beziehungen stärken.

Die Pflege gesunder persönlicher Beziehungen trägt dazu bei, ein starkes Unterstützungsnetzwerk aufzubauen, das Ihnen helfen kann, die emotionalen Herausforderungen Ihrer Arbeit in der Palliativmedizin zu bewältigen. Denken Sie daran, dass das Teilen Ihrer Erfahrungen und Emotionen mit Ihren Angehörigen nicht nur die emotionale Belastung lindern, sondern auch Ihre Beziehungen stärken und Ihr eigenes Wohlbefinden fördern kann.

Förderung eines aktiven und ausgewogenen Lebensstils
Die Förderung eines aktiven und ausgewogenen Lebensstils ist für Krankenpfleger von entscheidender Bedeutung. Das anspruchsvolle Tempo Ihrer Arbeit kann es schwierig machen, Ihrer eigenen Gesundheit und Ihrem Wohlbefinden Priorität einzuräumen, aber es ist ein wesentlicher Aspekt, um Ihre emotionale und körperliche Widerstandsfähigkeit zu erhalten. Hier sind einige Strategien, um einen aktiven und ausgewogenen Lebensstil in Ihren Alltag zu integrieren:

1. Planung der körperlichen Aktivitäten :
Planen Sie regelmäßige körperliche Aktivitäten in Ihren Tagesablauf ein. Ob Fitnessstudio, Spaziergang, Radfahren oder Yoga, regelmäßige Bewegung kann Ihre Energie und Ihre körperliche Widerstandskraft stärken.

2. Reparierende Spaziergänge :
Wenn möglich, machen Sie während Ihrer Pausen kurze Spaziergänge. Gehen kann eine hervorragende Möglichkeit sein, sich zu entspannen, Stress abzubauen und den Kreislauf zu verbessern.

3. Ausgewogene Ernährung :
Entscheiden Sie sich für eine ausgewogene und nährstoffreiche Ernährung. Vermeiden Sie unregelmäßige Diäten und bevorzugen Sie eine Vielzahl von Lebensmitteln, die die notwendigen Nährstoffe liefern, um Ihren Körper zu unterstützen.

4. Hydratation :
Trinken Sie den ganzen Tag über ausreichend Wasser, um Ihren Flüssigkeitshaushalt zu erhalten. Dies kann Ihnen helfen, Ihre Energie und Konzentration zu erhalten.

5. Schlafmanagement :
Sorgen Sie für eine gute Schlafqualität. Führen Sie eine regelmäßige Schlafroutine ein, um eine ausreichende und erholsame Nachtruhe zu gewährleisten.

6. Stressmanagement :
Integrieren Sie Stressbewältigungstechniken wie Meditation, tiefes Atmen und Achtsamkeit, um ein emotionales und mentales Gleichgewicht zu erhalten.

7. Zeit für Sie :
Gönnen Sie sich Zeit für Aktivitäten, die Ihnen außerhalb der Arbeit Spaß machen. Dies kann Hobbys, Freizeitaktivitäten oder einfach Zeit zum Ausruhen und Entspannen beinhalten.

8. Begrenzung von Überstunden :
Vermeiden Sie es, übermäßig lange Überstunden zu machen. Legen Sie Wert auf ein ausgewogenes Verhältnis zwischen Arbeit und Ruhezeiten.

9. Abmeldezeit :
Wenn Sie nicht am Arbeitsplatz sind, sollten Sie sich die Zeit nehmen, sich von Bildschirmen und elektronischen Geräten abzuschalten. Dies fördert Ihre Entspannung und verbessert die Qualität Ihres Schlafes.

10. Selbstversorgung :
Pflegen Sie eine selbstfürsorgliche Haltung sich selbst gegenüber. Hören Sie auf Ihre körperlichen, emotionalen und geistigen Bedürfnisse und reagieren Sie angemessen darauf.

Die Förderung eines aktiven und ausgewogenen Lebensstils wird Ihnen helfen, Ihre Vitalität und Widerstandsfähigkeit als Krankenpfleger zu erhalten. Wenn Sie sich um Ihre eigene Gesundheit kümmern, sind Sie besser in der Lage, Patienten und ihren Familien eine starke Unterstützung zu bieten. Denken Sie daran, dass Ihr Wohlbefinden ein grundlegendes Element der Qualität der von Ihnen geleisteten Pflege ist.

Weiterbildung und berufliche Entwicklung

Die Bedeutung von Ausbildung und Aktualisierung der Kenntnisse

Im Bereich der Palliativmedizin sind kontinuierliche Fortbildungen und die Aktualisierung des Wissens wichtige Elemente, um Ihre berufliche Kompetenz zu erhalten und eine qualitativ hochwertige Versorgung anzubieten. Da sich die Palliativmedizin aufgrund medizinischer Fortschritte, psychosozialer Ansätze und der sich ändernden Bedürfnisse der Patienten weiterentwickelt, ist es von entscheidender Bedeutung, informiert und gut vorbereitet zu bleiben. Aus diesem Grund sind Schulungen und die Aktualisierung des Wissens von entscheidender Bedeutung:

1. Entwicklung der Praktiken :
Der Bereich der Palliativmedizin entwickelt sich ständig weiter, mit neuen Ansätzen, Protokollen und Techniken, die regelmäßig auftauchen. Durch die Teilnahme an Fortbildungen können Sie die neuesten Methoden der Schmerzbehandlung, der psychologischen Unterstützung und der Kommunikation erlernen.

2. Verbesserung der Qualität der Pflege :
Eine kontinuierliche Fortbildung ermöglicht es Ihnen, die Qualität der Pflege, die Sie den Patienten und ihren Familien anbieten, zu verbessern. Sie werden besser in der Lage sein, auf die sich ändernden Bedürfnisse der Patienten einzugehen und eine Pflege zu leisten, die auf den besten aktuellen Praktiken beruht.

3. Anpassung an neue Herausforderungen :
Fortbildung hilft Ihnen, sich an die neuen Herausforderungen und Komplexitäten anzupassen, die in der Palliativmedizin auftreten können. Beispielsweise können technologische Innovationen oder medizinische Entdeckungen eine Aktualisierung Ihrer Fähigkeiten erfordern.

4. Stärkung des Vertrauens :
Wenn Sie gut informiert und kompetent sind, werden Sie Vertrauen in Ihre beruflichen Fähigkeiten gewinnen. Dies wird Sie in die Lage versetzen, auch schwierige Situationen mit Selbstvertrauen anzugehen.

5. Förderung von Innovation :
Weiterbildung fördert die Innovation. Durch das Erlernen neuer Ansätze und das Erforschen verschiedener Perspektiven können Sie innovative Methoden zur Verbesserung der von Ihnen erbrachten Pflege entdecken.

6. Aufrechterhaltung der Relevanz :
Die Fortbildung hält Sie auf dem Laufenden über die neuesten Trends und Fortschritte auf diesem Gebiet. Dies hilft Ihnen, als Gesundheitsexperte relevant zu bleiben.

7. Persönliche Entwicklung :
Die Ausbildung beschränkt sich nicht nur auf technische Fähigkeiten. Sie kann auch Aspekte der persönlichen Entwicklung beinhalten, wie Stressmanagement, effektive Kommunikation und Empathie.

8. Risikominimierung :
Eine angemessene Ausbildung trägt dazu bei, medizinische Fehler zu reduzieren und potenziell gefährliche Situationen für Patienten zu verhindern.

9. Verpflichtung zur Ethik :
Die Fortbildung kann Diskussionen über Ethik und ethische Dilemmas in der Palliativmedizin beinhalten. Dies wird Ihnen helfen, in komplexen Situationen ethisch zu navigieren.

10. Respekt gegenüber Patienten und Familien :
Durch die Teilnahme an Fortbildungsmaßnahmen zeigen Sie Ihr Engagement für die Bereitstellung einer qualitativ hochwertigen Versorgung von Patienten und Familien, was deren Vertrauen in Sie als Angehörigen der Gesundheitsberufe stärkt.

Die Teilnahme an regelmäßigen Fortbildungen, Konferenzen und Workshops ermöglicht es Ihnen, auf dem Gebiet der Palliativmedizin auf dem neuesten Stand zu sein. Dies zeigt auch Ihre Hingabe an Ihre Patienten und Ihr Bestreben, die bestmögliche Pflege in einem sich ständig verändernden Umfeld zu leisten.

Teilnahme an Selbsthilfegruppen und Supervisionen
Die Teilnahme an Selbsthilfegruppen und Supervisionen ist eine effektive Möglichkeit für Pflegekräfte, sich um ihr emotionales Wohlbefinden zu kümmern, sich mit Gleichaltrigen zu verbinden und einen Raum zu nutzen, in dem sie ihre Erfahrungen, Herausforderungen und Erfolge austauschen können. Diese Foren bieten eine wichtige Unterstützung und fördern die persönliche und berufliche Entwicklung. Die Teilnahme an Selbsthilfegruppen und Supervisionen ist aus folgenden Gründen wichtig

1. Erfahrungsaustausch :
Selbsthilfegruppen und Supervision bieten einen Raum, in dem Sie Ihre Erfahrungen, Emotionen und Sorgen mit anderen Fachleuten teilen können, die die besonderen Herausforderungen der Palliativmedizin verstehen.

2. Validierung und Unterstützung :
In diesen Gruppen können Sie sich bestätigt und in Ihren Gefühlen unterstützt fühlen. Die anderen Mitglieder können Ihnen wertvolle Einblicke, Ratschläge und Ermutigung bieten.

3. Reduzierung der Isolierung :
Die Arbeit in der Palliativmedizin kann manchmal emotional isolierend sein. Die Teilnahme an Selbsthilfegruppen verbindet Sie mit Menschen, die ähnliche Erfahrungen gemacht haben, was das Gefühl der Isolation verringern kann.

4. Persönliche Entwicklung :
Die Reflexionen und Diskussionen in diesen Gruppen können Ihre persönliche und berufliche Entwicklung fördern. Sie können neue Strategien lernen, um Herausforderungen zu bewältigen und Ihre Fähigkeiten zu verbessern.

5. Lernen durch Andere :
Die Erfahrungen anderer Mitglieder zu hören, kann Ihnen Ideen und Ansätze liefern, die Sie vielleicht nicht in Betracht gezogen haben. Dies kann Ihre Pflege-Toolbox bereichern.

6. Emotionale Entspannung :
Die Teilnahme an Selbsthilfegruppen und Supervisionen bietet einen sicheren Raum, in dem Sie Ihre Emotionen und Sorgen zum Ausdruck bringen können, was die emotionale Belastung verringern kann.

7. Prävention von Burn-out :
Die Unterstützung und Beratung, die Sie in diesen Gruppen erhalten, kann zur Vorbeugung von Burnout beitragen, indem sie Ihnen hilft, mit dem Stress und den Herausforderungen, die mit Ihrer Arbeit verbunden sind, umzugehen.

8. Reflektierender Rückblick :
Die Supervisionssitzungen bieten Ihnen die Möglichkeit, über Ihre Interaktionen mit den Patienten nachzudenken und schwierige Situationen zu besprechen. Dies kann Ihre Kommunikations- und Entscheidungsfindungsfähigkeiten stärken.

9. Stärkung des Mitgefühls :
Das Anhören der Geschichten und Erfahrungen anderer kann Ihre Fähigkeit stärken, Mitgefühl für Patienten und ihre Familien zu empfinden.

10. Aufbau von Geschäftsbeziehungen :
Diese Gruppen können eine Gelegenheit sein, starke berufliche Beziehungen zu Gleichaltrigen aufzubauen, was Ihnen ein langfristiges Unterstützungsnetzwerk bieten kann.

Die Teilnahme an Selbsthilfegruppen und Supervisionen kann eine wertvolle Ressource für Krankenpfleger sein. Dies kann Ihnen helfen, mit Ihrer Leidenschaft für die Pflege verbunden zu bleiben, Ihre emotionale Widerstandsfähigkeit zu entwickeln und ein gesundes emotionales und berufliches Gleichgewicht zu bewahren.

Berufliche Entwicklung: Spezialisierungs- und Aufstiegsmöglichkeiten

Der Bereich der Palliativmedizin bietet zahlreiche Möglichkeiten der beruflichen Entwicklung für Pflegekräfte, die ihr Wissen vertiefen, ihre Fähigkeiten ausbauen und Führungspositionen einnehmen möchten. Diese Spezialisierungs- und Aufstiegsmöglichkeiten können nicht nur Ihre Karriere fördern, sondern auch Ihre Wirkung als Gesundheitsfachkraft verstärken. Hier sind einige Optionen, die Sie in Betracht ziehen sollten:

1. Spezialisierung in fortgeschrittener Palliativmedizin :
Einige Pflegekräfte entscheiden sich für eine weitere Spezialisierung, indem sie an Fortgeschrittenenkursen für Palliativpflege teilnehmen. Diese Programme vertiefen Ihre Kenntnisse und Fähigkeiten in bestimmten Bereichen, wie z.B. der Behandlung komplexer Schmerzen, fortgeschrittener Symptome und pädiatrischer Palliativversorgung.

2. Palliative Care Manager :
Für diejenigen, die an Führungsaufgaben interessiert sind, ist der Beruf des Palliativmanagers eine Option. Sie sind verantwortlich für die Koordination von Palliativteams, die Verwaltung von Ressourcen und die Überwachung des **täglichen** Betriebs.

3. Bildung und Ausbildung :
Wenn Sie eine Leidenschaft für das Unterrichten haben, könnten Sie in Erwägung ziehen, Ausbilder oder Lehrer für Palliativpflege zu werden. Sie können dazu beitragen, die nächste Generation von spezialisierten Palliativkrankenschwestern und -pflegern auszubilden.

4. Konsultation und Beratung :
Einige Pflegekräfte entscheiden sich dafür, als Berater oder Betreuer in Gesundheitseinrichtungen tätig zu werden, indem sie ihr Fachwissen zur Verbesserung der palliativmedizinischen Praxis einbringen.

5. Forschung in der Palliativmedizin :
Die Forschung in der Palliativmedizin ist für die Weiterentwicklung des Fachgebiets von entscheidender Bedeutung. Wenn Sie Interesse an der Forschung haben, könnten Sie eine Stelle als Forscher anstreben oder an gemeinschaftlichen Forschungsprojekten teilnehmen.

6. Palliativmedizinischer Verbindungspfleger :
Die Rolle des Verbindungspflegers in der Palliativpflege beinhaltet die Zusammenarbeit mit verschiedenen medizinischen Teams, um eine reibungslose Koordination der Palliativpflege für stationäre Patienten zu gewährleisten.

7. Sozialarbeiter in der Palliativmedizin :
Wenn Sie über sozialarbeiterische Fähigkeiten verfügen, könnten Sie eine Spezialisierung als Sozialarbeiter in der Palliativmedizin in Betracht ziehen, der Patienten und ihren Familien emotionale und praktische Unterstützung anbietet.

8. Verwaltung von Palliativprogrammen :
Einige Pflegekräfte spezialisieren sich auf die Verwaltung von Palliativprogrammen und stellen sicher, dass die Patienten die Dienste und Ressourcen erhalten, die sie benötigen.

9. Weiterbildung :
Zu den Optionen für die berufliche Entwicklung gehört auch die Fortsetzung der eigenen Weiterbildung durch Teilnahme an Workshops, Konferenzen und Fortbildungskursen, um auf dem neuesten Stand zu bleiben.

10. Führung auf der Ebene der Gesundheitspolitik :
Einige Pflegekräfte beteiligen sich an Advocacy- und gesundheitspolitischen Initiativen, um den Zugang zur Palliativmedizin zu verbessern und politische Entscheidungen zu beeinflussen.

Die berufliche Entwicklung im Bereich der Palliativmedizin bietet eine Reihe von Optionen, die unterschiedlichen Wünschen und Interessen entsprechen. Wenn Sie den Weg wählen, der Sie begeistert, können Sie nicht nur Ihre Karriere bereichern, sondern auch einen wichtigen Beitrag zur Verbesserung der Lebensqualität von Patienten und ihren Familien am Lebensende leisten.

Kapitel 11

Zukunftsperspektiven Palliativmedizin

Vorhersehbare Entwicklungen im Bereich der Palliativmedizin

Integration der Neuen Technologien in die Palliativmedizin

Die Integration neuer Technologien in die Palliativmedizin hat das Potenzial, die Art und Weise, in der Gesundheitsfachkräfte mit Patienten, Familien und Kollegen interagieren, zu verändern und gleichzeitig die Qualität der geleisteten Versorgung zu verbessern. Diese Technologien bieten innovative Lösungen, um die Herausforderungen der Palliativmedizin zu meistern und die Erfahrungen von Patienten am Lebensende zu bereichern. So können neue Technologien in die Palliativversorgung integriert werden:

1. Telepflege und Telekonsultationen :
Telepflege und Telekonsultationen ermöglichen es Patienten, palliativmedizinische Versorgung aus der Ferne zu erhalten, wodurch die Notwendigkeit von Reisen verringert und der Zugang zur Versorgung erleichtert wird, insbesondere für Patienten in fortgeschrittenem Stadium oder in abgelegenen Gebieten.

2. Virtuelle Kommunikationsplattformen :
Virtuelle Kommunikationsplattformen erleichtern die Kommunikation zwischen Patienten, Familien und Mitgliedern des medizinischen Teams. Dies kann Diskussionen über Pflegepläne, Symptommanagement und psychologische Unterstützung beinhalten.

3. Elektronische Patientenakten :
Elektronische Patientenakten zentralisieren medizinische Informationen und erleichtern die Koordination der Pflege zwischen den verschiedenen Mitgliedern des Teams. Dadurch wird sichergestellt, dass alle notwendigen Informationen in Echtzeit verfügbar sind.

4. Symptommanagement-Anwendungen :
Mobile Anwendungen, die speziell für die Palliativmedizin entwickelt wurden, ermöglichen es den Patienten, ihre Symptome zu überwachen und zu melden, so dass das medizinische Team schnell und angemessen reagieren kann.

5. Telemedizin für die Schmerzbehandlung :
Die Telemedizin kann zur Anpassung von Schmerzprotokollen aus der Ferne eingesetzt werden, indem sie es dem

Gesundheitspersonal ermöglicht, die Behandlung in Echtzeit zu überwachen und anzupassen.

6. Virtuelle pädiatrische Palliativversorgung :
Neue Technologien können genutzt werden, um eine virtuelle pädiatrische Palliativversorgung bereitzustellen, die Kindern mit schweren Krankheiten und ihren Familien eine kontinuierliche Unterstützung bietet.

7. Virtuelle Realität für die Schmerzbehandlung :
Die virtuelle Realität kann genutzt werden, um Patienten von Schmerzen und Unannehmlichkeiten abzulenken, und bietet so einen nicht-pharmakologischen Ansatz zur Schmerzbehandlung.

8. Online Bildung und Ausbildung :
Online-Bildungsplattformen bieten Krankenschwestern und Krankenpflegern Zugang zu Schulungen und Ressourcen, um sich über die neuesten Entwicklungen und besten Praktiken auf dem Laufenden zu halten.

9. Heimüberwachungssysteme :
Heimüberwachungsgeräte ermöglichen es, die Vitalzeichen und Symptome der Patienten aus der Ferne zu verfolgen, so dass im Bedarfsfall schnell eingegriffen werden kann.

10. Soziale Netzwerke und Online-Supportgruppen :
Soziale Netzwerke und Online-Selbsthilfegruppen bieten Patienten und Familien einen Raum, um ihre Erfahrungen auszutauschen, emotionale Unterstützung zu finden und sich mit anderen Menschen in ähnlichen Situationen zu verbinden.

Die erfolgreiche Integration neuer Technologien in die Palliativmedizin erfordert einen durchdachten und ethischen Ansatz. Es muss unbedingt sichergestellt werden, dass Patienten und Familien sich bei der Nutzung dieser Technologien wohl fühlen und dass ihre Privatsphäre und Sicherheit gewahrt bleiben. Indem sie die Vorteile der neuen Technologien nutzen, können palliativmedizinische Fachkräfte die Qualität der Versorgung verbessern und gleichzeitig eine wertvolle menschliche Verbindung zu Patienten und Familien am Lebensende aufrechterhalten.

Entwicklung der Modelle für die Erbringung von Pflegeleistungen
Die schnelle Entwicklung der Palliativmedizin hat zu einer Überprüfung der traditionellen Versorgungsmodelle geführt, um den vielfältigen und komplexen Bedürfnissen von Patienten am Lebensende und ihren Familien besser gerecht zu werden. Die

Versorgungsmodelle entwickeln sich weiter, um eine personalisiertere, patientenzentrierte Versorgung zu bieten, die den verschiedenen klinischen Situationen angepasst ist. Die Modelle zur Bereitstellung von Palliativmedizin haben sich wie folgt entwickelt:

1. Palliativmedizinische Versorgung zu Hause :
Das Modell der häuslichen Palliativversorgung legt den Schwerpunkt auf das Wohlbefinden des Patienten in seiner vertrauten Umgebung. Die Pflegeteams besuchen den Patienten zu Hause, um medizinische, emotionale und unterstützende Pflege zu leisten.

2. Palliativstationen in Krankenhäusern :
Palliativstationen in Krankenhäusern bieten einen speziellen Bereich für Patienten, die eine fortgeschrittene Palliativversorgung benötigen, in dem ein multidisziplinäres Team eine umfassende Betreuung anbieten kann.

3. Pädiatrische Palliativmedizin :
Die Modelle zur Bereitstellung von pädiatrischer Palliativmedizin sind auf die besonderen Bedürfnisse von Kindern mit schweren Krankheiten zugeschnitten, wobei der Schwerpunkt auf emotionaler Unterstützung und Familienbetreuung liegt.

4. Ambulante Palliativversorgung :
Die ambulante Palliativversorgung ist für Patienten gedacht, deren Gesundheitszustand es ihnen erlaubt, zu Hause zu leben, die aber regelmäßige medizinische Interventionen, Nachsorge und Anpassungen der Behandlung benötigen.

5. Palliative-Care-Teams Beratende :
Die beratenden Palliativteams arbeiten mit den Teams der Grundversorgung zusammen, um Ratschläge, Empfehlungen und fachkundige Unterstützung bei der Behandlung von Symptomen und komplexen Fragen zu geben.

6. Palliativmedizinische Versorgung in Langzeitpflegeeinrichtungen :
Dieses Modell zielt auf die Bereitstellung von Palliativpflege für Patienten ab, die in Langzeitpflegeeinrichtungen wie Altenheimen leben, wobei der Schwerpunkt auf Komfort und Lebensqualität liegt.

7. Kommunale Palliativversorgung :
Die gemeindenahe Palliativversorgung beinhaltet eine enge Zusammenarbeit mit den Gesundheitsfachkräften der Gemeinde, um Patienten und Familien am Lebensende zu betreuen.

8. In die Heilbehandlung integrierte Palliativpflege :
In diesem Modell wird die Palliativpflege von Anfang an in die Diagnose der Krankheit integriert, parallel zu den kurativen Behandlungen, um ein Gleichgewicht zwischen Heilung und Komfort zu gewährleisten.

9. Wertorientierte Palliativversorgung :
Dieses Modell berücksichtigt die Werte und Präferenzen des Patienten, um die Pflege und die Behandlungsentscheidungen auf seine persönlichen Ziele abzustimmen.

10. Palliativmedizinische Versorgung in der häuslichen Gesundheitsversorgung :
Die Palliativmedizin kann in die häusliche Gesundheitsversorgung integriert werden und bietet den Patienten eine Kombination aus medizinischer Versorgung und Unterstützung in einer vertrauten Umgebung.

Die Entwicklung der Modelle zur Bereitstellung von Palliativpflege spiegelt die Vielfalt der Bedürfnisse von Patienten und Familien am Lebensende wider. Durch die Auswahl des für die jeweilige klinische Situation am besten geeigneten Modells und die Zusammenarbeit mit Patienten, Familien und Kollegen können Pflegende sicherstellen, dass jeder Patient eine Versorgung von höchster Qualität erhält, die seine einzigartigen Vorlieben und Bedürfnisse respektiert.

Anpassung an demografische und soziale Veränderungen
Die Palliativmedizin steht aufgrund der demographischen und sozialen Veränderungen, die sich weltweit vollziehen, vor komplexen Herausforderungen. Zu diesen Veränderungen gehören die Überalterung der Bevölkerung, die wachsende kulturelle Vielfalt und die veränderten Erwartungen der Patienten am Lebensende. Um effektiv auf diese Herausforderungen reagieren zu können, müssen Palliativmediziner ihre Ansätze und Versorgungsmodelle anpassen. Die Anpassung an die demografischen und sozialen Veränderungen kann in der Palliativmedizin wie folgt angegangen werden:

1. Alterung der Bevölkerung :
Mit der Alterung der Bevölkerung steigt die Zahl der Patienten, die eine palliativmedizinische Versorgung benötigen. Palliativmedizinische Fachkräfte müssen spezifische Fähigkeiten entwickeln, um die komplexen Gesundheitsprobleme, die mit dem Altern einhergehen, zu behandeln und dabei die

Präferenzen und Lebensziele älterer Patienten zu berücksichtigen.

2. Kulturelle Vielfalt :

Die palliativmedizinische Versorgung muss an die kulturellen Werte, Überzeugungen und Praktiken der Patienten und ihrer Familien angepasst sein. Palliativmedizinische Fachkräfte sollten für kulturelle Unterschiede sensibilisiert sein und eine Versorgung anbieten, die diese Unterschiede respektiert.

3. Multidisziplinäre und interprofessionelle Ansätze :

Die demographischen und sozialen Veränderungen erfordern einen multidisziplinären und interprofessionellen Ansatz, um den komplexen Bedürfnissen von Patienten am Lebensende gerecht zu werden. Palliativteams müssen mit verschiedenen Gesundheitsfachkräften zusammenarbeiten, um eine ganzheitliche und umfassende Versorgung zu gewährleisten.

4. Förderung der Selbstbestimmung des Patienten :

Im Zuge des gesellschaftlichen Wandels wird die Selbstbestimmung der Patienten immer mehr geschätzt. Palliativmedizinische Fachkräfte sollten Patienten ermutigen, sich aktiv an der Entscheidungsfindung bezüglich ihrer Versorgung und ihres Lebensendes zu beteiligen.

5. Sensibilisierung für Genderfragen :

Gendersensibilität ist in der Palliativmedizin von entscheidender Bedeutung, da die Erfahrungen am Lebensende je nach Geschlecht unterschiedlich sein können. Die Angehörigen der Gesundheitsberufe müssen sich dieser Unterschiede bewusst sein und eine entsprechende Versorgung anbieten.

6. Integration von Kommunikationstechnologien :

Gesellschaftliche Veränderungen haben zu einer zunehmenden Nutzung von Kommunikationstechnologien geführt. Palliativmedizinische Fachkräfte müssen diese Technologien integrieren, um die Kommunikation mit Patienten, Familien und Kollegen aufrechtzuerhalten.

7. Förderung der Weiterbildung :

Angesichts der demografischen und sozialen Entwicklungen müssen sich die Fachkräfte der Palliativmedizin durch ständige Weiterbildung über neue Trends, bewährte Verfahren und Innovationen auf dem Gebiet auf dem Laufenden halten.

8. Anpassung der Ausbildungsprogramme :

Die Ausbildungsprogramme für Palliativmedizin müssen angepasst werden, um spezifische Fähigkeiten zur Behandlung von Problemen im Zusammenhang mit dem demographischen und sozialen Wandel zu beinhalten.

Durch eine proaktive Anpassung an demografische und soziale Veränderungen können palliativmedizinische Fachkräfte sicherstellen, dass Patienten und ihre Familien eine qualitativ hochwertige Versorgung erhalten, die ihren einzigartigen Bedürfnissen gerecht wird und gleichzeitig die sich entwickelnden Werte und Erwartungen der Gesellschaft widerspiegelt.

Technologische Fortschritte und laufende Innovationen

Einsatz von Telemedizin in der Palliativmedizin
Der Einsatz von Telemedizin in der Palliativmedizin hat sich als innovative Antwort auf die Überwindung geografischer Barrieren, die Verbesserung des Zugangs zur Versorgung und die Gewährleistung einer kontinuierlichen Unterstützung für Patienten am Lebensende und ihre Familien herauskristallisiert. Die Telemedizin, die Fernkonsultationen, Heimüberwachung und virtuelle Kommunikation umfasst, bietet neue Möglichkeiten für eine qualitativ hochwertige Versorgung von Patienten, die nicht reisen können oder die eine Versorgung in ihrer häuslichen Umgebung bevorzugen. Hier sehen Sie, wie Telemedizin in der Palliativmedizin eingesetzt wird:

1. Fernkonsultationen :
Fernkonsultationen ermöglichen es den Patienten, ihre Symptome, Bedenken und Bedürfnisse in Echtzeit mit dem Gesundheitspersonal zu besprechen, ohne physisch in die Klinik reisen zu müssen. Dies ist besonders vorteilhaft für Patienten, die zu krank sind, um zu reisen.

2. Betreuung zu Hause :
Die Telemedizin ermöglicht es medizinischem Fachpersonal, die Vitalzeichen und Symptome von Patienten zu Hause zu überwachen. Verbundene medizinische Geräte können automatisch Daten an das Gesundheitspersonal übertragen, das dann bei Bedarf eingreifen kann.

3. Symptom-Management :
Telemedizin ermöglicht es Patienten, ihre Symptome mit Hilfe von mobilen Anwendungen oder speziellen Online-Plattformen zu melden. Die Gesundheitsexperten können dann die Behandlung auf der Grundlage der Informationen anpassen.

4. Virtuelle psychologische Unterstützung :

Die Telemedizin bietet die Möglichkeit einer virtuellen psychologischen Unterstützung für Patienten und Familien, die besonders hilfreich bei der Bewältigung von Angstzuständen, Depressionen und anderen emotionalen Problemen am Lebensende sein kann.

5. Diskussionen über das Ende des Lebens :

Telemedizin kann die Diskussion über Präferenzen am Lebensende und Behandlungsentscheidungen zwischen Patienten, Familien und medizinischem Personal erleichtern, selbst wenn die Parteien geografisch weit voneinander entfernt sind.

6. Bildung und Ausbildung :

Die Telemedizin kann genutzt werden, um Patienten und Familien zu Themen wie Symptommanagement, häusliche Palliativpflege und Sterbebegleitung zu schulen und aufzuklären.

7. Interdisziplinäre Zusammenarbeit :

Telemedizin erleichtert die Zusammenarbeit zwischen den verschiedenen Mitgliedern des Palliativteams und ermöglicht so einen integrierten und kohärenten Ansatz in der Versorgung.

8. Verringerung der geografischen Barrieren :

Telemedizin ermöglicht Patienten, die in abgelegenen oder schlecht versorgten Gebieten leben, Zugang zu qualitativ hochwertiger Palliativversorgung, ohne lange Strecken reisen zu müssen.

Es ist jedoch wichtig zu beachten, dass die Telemedizin die persönliche Interaktion und die menschliche Präsenz nicht vollständig ersetzen kann. Sie muss sinnvoll eingesetzt werden, wobei die Bedürfnisse und Präferenzen der Patienten zu berücksichtigen sind. Darüber hinaus müssen die Datensicherheit und die Vertraulichkeit medizinischer Informationen bei der Nutzung der Telemedizin streng geschützt werden. Durch die sinnvolle Integration von Telemedizin in die Palliativversorgung können Gesundheitsfachkräfte den Zugang zur Versorgung verbessern und Patienten am Lebensende unabhängig von ihrem Aufenthaltsort eine kontinuierliche Unterstützung bieten.

Mobile Anwendungen für das Symptommanagement

Mobile Anwendungen spielen eine zunehmend wichtige Rolle bei der Bereitstellung von Palliativmedizin, indem sie Patienten und Familien praktische Hilfsmittel für die Symptombehandlung, die

Kommunikation mit medizinischem Fachpersonal und den Zugang zu nützlichen Informationen zur Verfügung stellen. Diese Anwendungen wurden entwickelt, um die Lebensqualität von Patienten am Lebensende zu verbessern, indem sie es ihnen ermöglichen, ihre Symptome zu überwachen, persönliche Ratschläge zu erhalten und sich besser auf die Herausforderungen vorzubereiten, denen sie begegnen könnten. Hier sehen Sie, wie mobile Anwendungen zur Symptomkontrolle in der Palliativmedizin eingesetzt werden :

1. Überwachung und Nachverfolgung von Symptomen :
Mobile Anwendungen ermöglichen es den Patienten, ihre Symptome täglich zu verfolgen und zu überwachen, was dem medizinischen Fachpersonal hilft, die Behandlungen entsprechend der Entwicklung anzupassen.

2. Schmerzmanagement :
Mobile Anwendungen können Werkzeuge zur Überwachung und Behandlung von Schmerzen bieten, wie z.B. Skalen zur Bewertung von Schmerzen, Erinnerungen an die Einnahme von Medikamenten und Entspannungstechniken.

3. Überwachung der Nebenwirkungen :
Patienten können Anwendungen nutzen, um Nebenwirkungen von Medikamenten und Behandlungen zu melden, so dass das Gesundheitspersonal schnell Maßnahmen ergreifen kann.

4. Ratschläge und Empfehlungen :
Dies kann den Patienten helfen, ihre Optionen besser zu verstehen und fundierte Entscheidungen zu treffen.

5. Virtuelle Kommunikation :
Einige Anwendungen ermöglichen es den Patienten, mit dem Gesundheitspersonal über sichere Nachrichten zu kommunizieren, was die regelmäßige Überwachung und die Behandlung dringender Fragen erleichtert.

6. Informationen über Palliativmedizin :
Die mobilen Anwendungen bieten Bildungsinformationen über Palliativmedizin, Behandlungsmöglichkeiten, Patientenverfügungen und andere wichtige Themen.

7. Überwachung der Stimmung und des Wohlbefindens :
Die Anwendungen können den Patienten helfen, ihre Stimmung und ihr emotionales Wohlbefinden zu überwachen, so dass das Gesundheitspersonal Anzeichen von Depressionen oder Angstzuständen erkennen kann.

8. Persönliche Betreuung :
Mobile Anwendungen können Informationen und Empfehlungen an die individuellen Bedürfnisse und Vorlieben des Patienten anpassen.

9. Erinnerung und Planung :
Mobile Anwendungen können Patienten bei der Organisation von Arztterminen, der Einnahme von Medikamenten und anderen Aspekten ihres Pflegeplans helfen.

10. Unterstützung für Angehörige :
Einige Anwendungen bieten auch Ressourcen und Unterstützung für die Angehörigen von Patienten am Lebensende und helfen ihnen, die Palliativmedizin besser zu verstehen und den Patienten zu unterstützen.

Es ist wichtig zu beachten, dass mobile Anwendungen für das Symptommanagement sorgfältig ausgewählt werden müssen, wobei auf ihre Zuverlässigkeit, Datensicherheit und Benutzerfreundlichkeit zu achten ist. Die Angehörigen der Gesundheitsberufe können eine Rolle bei der Aufklärung der Patienten über die angemessene Nutzung dieser Anwendungen und bei der Interpretation der gesammelten Daten spielen. Die sinnvolle Nutzung mobiler Anwendungen kann die Autonomie der Patienten verbessern und eine bessere Kommunikation zwischen Patienten, ihren Familien und den in der Palliativmedizin tätigen Gesundheitsfachkräften fördern.

Hier sind einige Beispiele für mobile Anwendungen, die bei der Symptombehandlung helfen sollen, insbesondere im Zusammenhang mit der Palliativmedizin:

- **PalliApp:** Diese Anwendung bietet eine Reihe von Funktionen für das Symptommanagement in der Palliativmedizin. Patienten können ihre Symptome verfolgen, Schmerzen, Müdigkeit, Appetit und andere Faktoren aufzeichnen. Die Anwendung ermöglicht es den Nutzern auch, Notizen zu machen, ihre Pflegepräferenzen zu speichern und mit ihrem Pflegeteam zu kommunizieren.

- **MySymptoms:** Diese Anwendung wurde für die Überwachung von Symptomen in einer Vielzahl von medizinischen Kontexten entwickelt und ermöglicht es Palliativpatienten, ihre täglichen Symptome wie Schmerzen, Übelkeit, Müdigkeit usw. zu verfolgen und zu melden. Die aufgezeichneten Daten können mit medizinischem Fachpersonal geteilt werden, um bei der Anpassung der Behandlungspläne zu helfen.

- **Calmerry:** Diese Anwendung konzentriert sich auf emotionale und psychologische Unterstützung. Sie bietet Online-Therapiesitzungen mit psychologischen Fachkräften an, die Palliativpatienten bei der Bewältigung von Stress, Angst und schwierigen Emotionen helfen können.
- **Medisafe:** Diese Anwendung ermöglicht es Patienten, ihre Medikamente und deren Einnahme zu verfolgen, was besonders nützlich für diejenigen ist, die ein komplexes Medikamentenregime in der Palliativmedizin haben. Die Anwendung sendet Erinnerungen an die rechtzeitige Einnahme der Medikamente und bietet Funktionen, um die Daten mit den Pflegedienstleistern zu teilen.
- **Cancer.Net Mobile:** Eine von der American Society of Clinical Oncology entwickelte Anwendung, die Informationen über Krebs, Ressourcen zur Palliativmedizin und Ratschläge zum Umgang mit krebsbedingten Symptomen am Lebensende bietet.
- **CareZone:** Diese Anwendung hilft Patienten, ihr Leben zu organisieren, indem sie Werkzeuge zur Verfügung stellt, um Medikamente zu verfolgen, Arzttermine zu planen, Symptome und Nebenwirkungen zu erfassen. Sie kann auch genutzt werden, um Informationen mit Angehörigen und Pflegedienstleistern auszutauschen.
- **GeriPal:** Diese Anwendung richtet sich in erster Linie an medizinisches Fachpersonal, bietet aber auch Informationen und Ressourcen zur Palliativ- und Geriatriepflege, die sowohl für das Fachpersonal als auch für die an der Pflege beteiligten Familien nützlich sein können.
- **PainScale:** Diese Anwendung wurde speziell entwickelt, um Patienten bei der Überwachung und Verwaltung ihrer Schmerzen zu helfen. Sie ermöglicht es den Nutzern, ihre Schmerzwerte zu notieren, die eingenommenen Medikamente zu verfolgen und Informationen zur Schmerzbehandlung zu erhalten.

Es ist wichtig zu beachten, dass die Qualität und Effektivität der Anwendungen variieren kann. Es ist daher empfehlenswert, Meinungen und Bewertungen zu lesen und mit medizinischem Fachpersonal zu sprechen, bevor Sie sich für eine bestimmte Anwendung zur Symptombehandlung in der Palliativmedizin entscheiden.

Integration von künstlicher Intelligenz in die Praxis der Palliativpflege

Künstliche Intelligenz (KI) hat in vielen Bereichen der Medizin, einschließlich der Palliativmedizin, bedeutende Fortschritte gemacht. Die Integration von KI in die Praxis der Palliativmedizin bietet Möglichkeiten zur Verbesserung der klinischen Entscheidungsfindung, des Symptommanagements, der Kommunikation mit Patienten und Familien sowie zur Optimierung der medizinischen Ressourcen. So wird KI in der Praxis der Palliativmedizin eingesetzt:

1. Vorhersage der Bedürfnisse des Patienten :

KI kann medizinische Daten aus der Vergangenheit und in Echtzeit analysieren, um die zukünftigen Bedürfnisse des Patienten in Bezug auf Symptome, Behandlung und Pflege vorherzusagen. Dies ermöglicht Gesundheitsexperten eine proaktive Planung der Pflege.

2. Symptom-Management :

KI kann helfen, die Symptome von Patienten am Lebensende zu überwachen und Empfehlungen zur Anpassung der Behandlung auf der Grundlage der gesammelten Daten zu geben.

3. Analyse von biomedizinischen Daten :

KI kann große Mengen an biomedizinischen Daten schnell analysieren, um Muster und relevante Informationen zu identifizieren und so dem Gesundheitspersonal zu helfen, fundierte Entscheidungen zu treffen.

4. Unterstützung bei der Entscheidungsfindung :

Durch die Analyse von medizinischen Daten und klinischen Beweisen kann die KI Vorschläge für geeignete Behandlungen machen und so dem Gesundheitspersonal helfen, komplexe Entscheidungen zu treffen.

5. Personalisierte Pflege :

KI kann persönliche Daten nutzen, um Pflegepläne an die spezifischen Bedürfnisse und Vorlieben jedes einzelnen Patienten anzupassen.

6. Unterstützung der Kommunikation :

KI-gestützte Chatbots können Fragen von Patienten und ihren Familien beantworten, grundlegende Informationen bereitstellen und einige von ihnen an medizinisches Fachpersonal weiterleiten, wenn komplexere Interaktionen erforderlich sind.

7. Frühzeitige Erkennung von Komplikationen :
Die KI kann frühe Anzeichen von Komplikationen oder einer Verschlechterung der Krankheit erkennen und so eine schnellere und gezieltere Intervention ermöglichen.

8. Analyse der Forschungsdaten :
Die KI kann medizinische Forschungsdaten analysieren, um neue Behandlungsansätze zu identifizieren oder die evidenzbasierte klinische Praxis zu erhellen.

9. Verwaltung der Ressourcen :
KI kann helfen, die Nutzung medizinischer Ressourcen zu optimieren, indem sie den Personalbedarf, die Verfügbarkeit von Krankenhausbetten und Terminkalender identifiziert.

Die Integration von KI in die Palliativversorgung wirft jedoch ethische und praktische Überlegungen auf, insbesondere in Bezug auf Datenschutz und Vertraulichkeit. Darüber hinaus sollte KI nicht die menschliche und empathische Beziehung zwischen Patienten und Gesundheitspersonal ersetzen. Stattdessen sollte sie zur Ergänzung und Verbesserung der bestehenden Palliativversorgung eingesetzt werden. Die Gesundheitsfachkräfte spielen eine entscheidende Rolle bei der Überwachung und Interpretation der von der KI erzeugten Ergebnisse, wobei sie den Kontext und die spezifischen Werte jedes einzelnen Patienten berücksichtigen müssen.

Herausforderungen und Chancen für angehende Krankenschwestern und Krankenpfleger

Den wachsenden Bedürfnissen der älteren Bevölkerung gerecht werden

Angesichts der steigenden Lebenserwartung und der alternden Bevölkerung spielt die Palliativmedizin eine immer wichtigere Rolle, um den besonderen Bedürfnissen älterer Menschen am Lebensende gerecht zu werden. Die mit dem Altern verbundenen Herausforderungen, wie chronische Krankheiten, Mobilitätsprobleme und medizinische Komplikationen, erfordern einen ganzheitlichen und patientenzentrierten Ansatz, um eine optimale Lebensqualität bis zum Ende zu gewährleisten. Die Palliativmedizin erfüllt die wachsenden Bedürfnisse der alternden Bevölkerung wie folgt:

1. Management von chronischen Krankheiten :
Die Palliativmedizin bietet einen umfassenden Ansatz zur Behandlung von chronischen Krankheiten, die mit dem Alter einhergehen, wie Diabetes, Herzkrankheiten und Alzheimer. Sie zielt darauf ab, die Symptome zu lindern, die Lebensqualität zu verbessern und die Autonomie des Patienten zu erhalten.

2. Behandlung von Schmerzen und Müdigkeit :
Bei älteren Menschen ist die Wahrscheinlichkeit größer, dass sie aufgrund von zugrunde liegenden Gesundheitsproblemen Schmerzen und Müdigkeit empfinden. Die Palliativmedizin zielt auf diese Symptome ab, um ihre Auswirkungen auf die Lebensqualität zu minimieren.

3. Emotionale Unterstützung :
Das Altern kann mit sozialer Isolation, Verlust und Trauer einhergehen. Die Palliativmedizin bietet älteren Patienten emotionale Unterstützung, indem sie auf ihre psychologischen Bedürfnisse eingeht und hilft, Gefühle der Einsamkeit zu lindern.

4. Planung des Lebensendes :
Palliativmedizin erleichtert die Planung des Lebensendes, indem sie älteren Menschen hilft, Entscheidungen über ihre Wünsche in Bezug auf Behandlung, Pflege und Patientenverfügung zu treffen.

5. Wahrung der Würde :
Die Palliativmedizin erkennt die Bedeutung der Wahrung der Würde älterer Menschen am Lebensende an und berücksichtigt dabei ihre persönlichen Werte und Vorlieben.

6. Unterstützung für Angehörige :
Die Palliativmedizin unterstützt auch die Familien und Angehörigen älterer Patienten am Lebensende, indem sie ihnen hilft, die besonderen Bedürfnisse älterer Menschen zu verstehen und ihnen Ressourcen zur Verfügung stellt, die ihnen in ihrer Rolle als Unterstützer helfen.

7. Zugang zu personalisierter Gesundheitsversorgung :
Die Palliativmedizin ist so konzipiert, dass sie den einzigartigen Bedürfnissen jedes älteren Patienten gerecht wird, indem sie seine Krankengeschichte, seine Vorlieben und seine Pflegeziele berücksichtigt.

8. Offene und respektvolle Kommunikation :
Die Palliativmedizin fördert eine offene und respektvolle Kommunikation mit älteren Patienten, indem sie ihnen die Möglichkeit gibt, ihre Sorgen, Wünsche und Ängste zu äußern.

9. Übergang in die Komfort-Pflege :

Ältere Menschen am Lebensende haben manchmal besondere Bedürfnisse in Bezug auf eine komfortable Pflege. Die Palliativpflege stellt sicher, dass diese Bedürfnisse berücksichtigt werden und passt sich an, wenn sich die Situation ändert.

Palliativmedizinische Fachkräfte spielen eine entscheidende Rolle bei der Anpassung der Pflege an die besonderen Bedürfnisse älterer Menschen am Lebensende. Durch die Konzentration auf ein umfassendes Symptommanagement, emotionale Unterstützung und den Respekt vor Lebensentscheidungen trägt die Palliativmedizin dazu bei, dass ältere Menschen ihre letzten Tage in Würde und Komfort verbringen können.

Aufrechterhaltung eines Gleichgewichts zwischen Technologie und Menschlichkeit

Während technologische Fortschritte die palliativmedizinische Versorgung verändern, ist es von entscheidender Bedeutung, ein Gleichgewicht zwischen dem Einsatz von Technologie und der Bedeutung des menschlichen Aspekts in dieser sensiblen Versorgung zu wahren. Die Integration von Technologie kann die Effizienz, Genauigkeit und den Zugang zur Pflege verbessern, doch ist es ebenso wichtig, die menschlichen Aspekte der Beziehung zwischen Patienten, Familien und Pflegepersonal zu erhalten. Wie Sie dieses Gleichgewicht erhalten können, erfahren Sie hier:

1. Technologie als Werkzeug, nicht als Ersatz :

Die Technologie sollte als ein Werkzeug zur Verbesserung der Pflege betrachtet werden und nicht als Ersatz für die menschliche Interaktion. Die Angehörigen der Gesundheitsberufe müssen emotional engagiert und empathisch bleiben, während sie die Technologie zur Unterstützung ihrer Entscheidungen und Handlungen nutzen.

2. Personalisierte Pflege :

Die Technologie kann dazu beitragen, die Pflege mit Hilfe von medizinischen Daten und den Vorlieben des Patienten zu personalisieren, aber die Angehörigen der Gesundheitsberufe müssen die einzigartigen Aspekte jedes Einzelnen im Auge behalten.

3. Sensible Kommunikation :

Obwohl digitale Kommunikationsmittel praktisch sein können, sollten sie persönliche Gespräche nicht ersetzen, wenn dies möglich ist. Sensible und emotionale Gespräche werden am besten persönlich geführt, um sicherzustellen, dass sich Patienten und Familien unterstützt und gehört fühlen.

4. Emotionale Unterstützung und Mitgefühl :

Die Technologie kann die menschliche Wärme, Empathie und das Mitgefühl nicht reproduzieren. Gesundheitsfachkräfte müssen eine physische und emotionale Präsenz aufrechterhalten, um den emotionalen Bedürfnissen von Patienten und Familien gerecht zu werden.

5. Achtung der kulturellen und ethischen Werte :

Die Technologie muss unter Beachtung der kulturellen und ethischen Werte des Patienten eingesetzt werden. Die Angehörigen der Gesundheitsberufe müssen die individuellen Überzeugungen berücksichtigen und sicherstellen, dass die Technologie nicht gegen diese Werte verstößt.

6. Weiterbildung :

Gesundheitsfachkräfte müssen in der angemessenen Nutzung von Technologie in der Palliativmedizin geschult werden, wobei der Schwerpunkt auf Ethik, Vertraulichkeit und Respekt für die Patienten liegen muss.

7. Regelmäßige Bewertung :

Es ist wichtig, die Wirksamkeit der Technologie bei der Bereitstellung von Palliativmedizin regelmäßig zu bewerten. Patienten und Familien sollten konsultiert werden, um sicherzustellen, dass ihre emotionalen und physischen Bedürfnisse stets berücksichtigt werden.

8. Flexibilität und Anpassungsfähigkeit :

Die Technologie entwickelt sich schnell. Das Gesundheitspersonal muss bereit sein, sich an neue technologische Lösungen anzupassen und gleichzeitig ein starkes menschliches Engagement aufrechtzuerhalten.

Zusammenfassend lässt sich sagen, dass der Einsatz von Technologie in der Palliativmedizin viele Vorteile bieten kann, es ist jedoch zwingend erforderlich, das entscheidende menschliche Element in der Pflegebeziehung nicht aus den Augen zu verlieren. Das Gleichgewicht zwischen Technologie und Menschlichkeit stellt sicher, dass Patienten und Familien die fürsorgliche, einfühlsame und individuelle Pflege erhalten, die sie benötigen, um das Lebensende mit Würde und Komfort zu bewältigen.

Plädoyer für eine bessere Anerkennung und Ressourcen für die Palliativmedizin

Die Palliativmedizin spielt eine entscheidende Rolle bei der Bereitstellung einer qualitativ hochwertigen Versorgung am Lebensende, die Patienten und ihren Familien Komfort, Würde und emotionale Unterstützung bietet. Trotz ihrer Bedeutung wird die Palliativversorgung jedoch nicht immer angemessen anerkannt oder in Bezug auf finanzielle und personelle Ressourcen ausreichend unterstützt. Effektive Fürsprache ist entscheidend, um die Anerkennung der Palliativmedizin zu verbessern und sicherzustellen, dass die notwendigen Ressourcen bereitgestellt werden, um denjenigen, die sie benötigen, eine optimale Versorgung zu bieten. Hier erfahren Sie, wie Sie sich für eine bessere Anerkennung und mehr Ressourcen für die Hospiz- und Palliativversorgung einsetzen können:

1. Öffentliche Sensibilisierung :
Anwaltschaft beginnt mit der Sensibilisierung der Öffentlichkeit. Es ist wichtig, Informationen über die Vorteile der Palliativmedizin zu verbreiten, Missverständnisse zu entlarven und zu zeigen, wie sie die Lebensqualität am Lebensende verbessert.

2. Ausbildung von Angehörigen der Gesundheitsberufe :
Es ist von entscheidender Bedeutung, dass Gesundheitsfachkräfte über die Bedeutung der Palliativmedizin und die Art und Weise, wie sie diese Ansätze in ihre Praxis integrieren können, geschult werden. Dies trägt dazu bei, dass alle Patienten bei Bedarf eine angemessene palliativmedizinische Versorgung erhalten.

3. Politikentwicklung :
Anwaltschaft kann die Zusammenarbeit mit politischen Entscheidungsträgern beinhalten, um eine Gesundheitspolitik zu entwickeln, die die Palliativmedizin unterstützt. Dies kann Richtlinien für die Zuweisung von Ressourcen und die Integration von Palliativmedizin in das Gesundheitssystem beinhalten.

4. Sammlung von Daten und Beweisen :
Die Sammlung von Daten und Evidenz zur Effektivität der Palliativmedizin ist von entscheidender Bedeutung, um ihre positiven Auswirkungen auf die Lebensqualität der Patienten und die Senkung der langfristigen Gesundheitskosten zu belegen.

5. Zusammenarbeit mit Patientengruppen und Familien :
Die enge Zusammenarbeit mit Patientengruppen, Familien und Patientenrechtlern kann die Anwaltschaft stärken, indem sie den direkt Betroffenen eine Stimme verleiht.

6. Medienkampagnen :
Gezielte Medienkampagnen können dazu beitragen, das Bewusstsein für die Bedeutung der Palliativmedizin zu schärfen und **die öffentliche Meinung und die Entscheidungsträger** zu beeinflussen.

7. Zusammenarbeit mit Gesundheitsorganisationen :
Die Zusammenarbeit mit Gesundheitsorganisationen, Krankenhäusern und medizinischen Einrichtungen, um die Integration der Palliativmedizin in ihre Praxis zu fördern, kann einen bedeutenden Einfluss haben.

8. Teilnahme an öffentlichen Debatten :
Die Teilnahme an öffentlichen Debatten und Diskussionen über das Lebensende und die Gesundheitsversorgung trägt dazu bei, das Bewusstsein für die Herausforderungen der Hospiz- und Palliativversorgung zu schärfen.

9. Plädoyer für finanzielle Ressourcen :
Das Plädoyer sollte auch eine Forderung nach einer angemessenen Zuweisung von finanziellen Ressourcen für die Palliativmedizin beinhalten, einschließlich der Finanzierung von Personal, Schulungen und Dienstleistungen.

Indem wir uns für eine bessere Anerkennung und mehr Ressourcen für die Palliativmedizin einsetzen, können wir dazu beitragen, die Lebensqualität von Patienten am Lebensende zu verbessern und zu gewährleisten, dass jeder Mensch seine letzten Tage in Würde, Komfort und unter Achtung seiner persönlichen Werte verbringen kann.